荣 获

◎ 第七届统战系统出版社优秀图书奖

◎ 入选原国家新闻出版广电总局、全国老龄工作委员会
  办公室首届向全国老年人推荐优秀出版物名单

◎ 入选全国图书馆2013年度好书推选名单

◎ 入选农家书屋重点出版物推荐目录（2015年、2016年）

名医与您谈疾病丛书

皮炎 湿疹 荨麻疹
（第二版）

学术顾问◎钟南山 陈灏珠 郭应禄 王陇德

总　主　编◎吴少祯 葛均波 张雁灵 陆林

执行总主编◎夏术阶 李广智

主　　　编◎王侠生

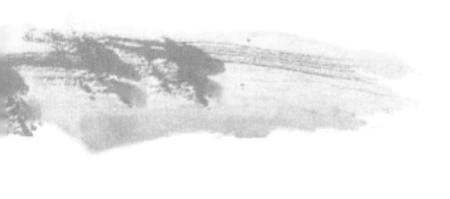

中国健康传媒集团
中国医药科技出版社

内 容 提 要

　　皮炎、湿疹、荨麻疹是皮肤科最常见的一类皮肤病,不但病种多、病因复杂,而且防治也有一定难度。为了普及相关知识,帮助患者更好了解此类疾病,作者结合自己数十年的临床工作经验,将临床上患者最关心、最常问、最疑惑的问题以及错误观念加以归纳整理,以问答形式编写成册,内容丰富,通俗易懂,具有很强的科普性和实用性。本书可供临床医生、患者及其家属阅读使用。

图书在版编目（CIP）数据

　　皮炎　湿疹　荨麻疹 / 王侠生主编 . —2 版 . —北京：中国医药科技出版社，2021.1

　　（名医与您谈疾病丛书）

　　ISBN 978-7-5214-1990-0

　　Ⅰ . ①皮…　Ⅱ . ①王…　Ⅲ . ①皮肤病－防治－普及读物　Ⅳ . ① R751-49

　　中国版本图书馆 CIP 数据核字（2020）第 167870 号

美术编辑　陈君杞
版式设计　南博文化

出版　**中国健康传媒集团** | 中国医药科技出版社
地址　北京市海淀区文慧园北路甲 22 号
邮编　100082
电话　发行：010-62227427　邮购：010-62236938
网址　www.cmstp.com
规格　710×1000mm $^1/_{16}$
印张　12 $^1/_2$
字数　177 千字
初版　2009 年 4 月第 1 版
版次　2021 年 1 月第 2 版
印次　2023 年 3 月第 3 次印刷
印刷　北京市密东印刷有限公司
经销　全国各地新华书店
书号　ISBN 978-7-5214-1990-0
定价　**36.00 元**

获取新书信息、投稿、为图书纠错，请扫码联系我们。

出版者的话

党的十八大以来，以习近平同志为核心的党中央把"健康中国"上升为国家战略。十九大报告明确提出"实施健康中国战略"，把人民健康放在优先发展的战略地位，并连续出台了多个文件和方案，《"健康中国2030"规划纲要》中就明确提出，要加大健康教育力度，普及健康科学知识，提高全民健康素养。而提高全民健康素养，有效防治疾病，有赖于知识先导策略，《名医与您谈疾病丛书》的再版，顺应时代潮流，切合民众需求，是响应和践行国家健康发展战略——普及健康科普知识的一次有益尝试，也是健康事业发展中社会治理"大处方"中的一张有效"小处方"。

本次出版是丛书的第三版，丛书前两版出版后，受到广大读者的热烈欢迎，并获得多项省部级奖项。随着新技术的不断发展，许多观念也在不断更新，丛书有必要与时俱进地更新完善。本次修订，精选了44种常见慢性病（有些属于新增病种），病种涉及神经系统疾病、呼吸系统疾病、消化系统疾病、心血管系统疾病、内分泌系统疾病、泌尿系统疾病、皮肤病、风湿类疾病、口腔疾病、精神心理疾病、妇科疾病和男科疾病等，分别从疾病常识、病因、症状表现、诊断与鉴别诊断、治疗和预防保健等方面，进行全方位的解读；写作形式上采用老百姓最喜欢的问答形式，活泼轻松，直击老百姓最关心的健康问题，全面关注患者的需求和疑问；既适用于患者及其家属全面了解疾病，也可供医务工作者向患者介绍病情和相关防治措施。

　　本丛书的编者队伍专业权威，主编都长期活跃在临床一线，其中不乏学科带头人等重量级名家担任主编，七位医学院士及专家（钟南山、陈灏珠、郭应禄、王陇德、葛均波、陆林、张雁灵）担任丛书的学术顾问，确保丛书内容的权威性、专业性和前沿性。本丛书的出版不仅是全体患者的福音，更是推动健康教育事业的有力举措。

　　本丛书立足于对疾病和健康知识的宣传、普及和推广工作，目的是使老百姓全面了解和掌握预防疾病、科学生活的相关知识和技能，希望丛书的出版对于提升全民健康素养，有效防治疾病，起到积极的推动作用。

中国医药科技出版社

2020年6月

再版前言

　　皮炎、湿疹、荨麻疹均为皮肤科最常见的一类皮肤病。就以上海华山医院皮肤科门诊就诊患者来看，皮炎湿疹类患者要占到30%以上。荨麻疹类同样多见，据调查，约1/4的人在一生中得过荨麻疹。

　　广大读者朋友们，你们想知道什么是皮炎？什么是湿疹吗？荨麻疹又是怎么一回事？发生这类皮肤病的原因究竟在哪里？一旦得了这些病，该怎么办呢？本书针对患者朋友们心目中期盼了解的一些问题，介绍了皮炎类20种，湿疹类10种，荨麻疹及红斑类7种；和皮炎、湿疹、荨麻疹类密切相关的一些共性问题，如有关皮肤的结构和功能、过敏反应、常用疗法等则另立专篇介绍。对每一种病均以问答题形式撰写，从病因、病机、临床表现、诊断要点到如何防治，分门别类、条分缕析地介绍。内容通俗易懂，并且确保其专业性、科学性。

　　本书的出版，对提高大家对皮炎、湿疹、荨麻疹的认识和防治，如果能起到一定正确的引导，我们将感到莫大的欣慰。最后，需要提醒广大读者注意的是：书中介绍的药物涉及一些处方药，且用药存在个体差异，因此患者在实际用药时必须咨询专业医师，遵医嘱用药，切不可擅自处方，以免造成不良后果。

王侠生

2020年8月

目录

常识篇

您知道皮肤的奥秘吗？ ·················· 2

神奇的皮肤究竟"神"在哪里？ ·············· 2

皮肤经常会受到哪些伤害？ ················ 3

受了伤害的皮肤一般会做出怎样的反应？ ········ 4

皮肤过敏反应究竟是怎样引起的？ ············ 5

日常生活中究竟该如何保护好自己的皮肤？ ······· 6

何谓皮炎？什么情况下称湿疹？ ············· 7

皮炎湿疹类皮肤病究竟包括哪些病？ ·········· 8

皮炎湿疹类皮肤病究竟有哪些共同表现？ ········ 8

皮炎、湿疹、荨麻疹患者为什么总是伴发皮肤瘙痒？ ·· 9

皮肤瘙痒为什么不宜过度搔抓？ ············ 10

有哪些药物可以有效地止痒？ ·············· 10

抗组胺类药物为什么常用于皮炎湿疹、荨麻疹？ ···· 11

抗组胺类药物包括哪几类？该如何正确选用？ ····· 12

糖皮质激素类药物为什么常用于皮炎湿疹的治疗？ ·· 14

糖皮质激素类药物为什么不可滥用？ ·········· 15

外用糖皮质激素类药物究竟该如何正确应用？ ····· 16

市场上的外用激素制剂如何分类？如何选用？ ………………… 17

目前有哪些非激素类的外用药及免疫调节药可供选用？ ………… 18

皮炎湿疹的外用药很多，该根据哪些原则用药呢？ …………… 19

湿敷疗法治疗急性皮炎湿疹既有效又安全，秘诀何在？ ……… 20

正确应用炉甘石洗剂为什么可收到事半功倍的效果？ ………… 21

何谓乳剂、乳膏、软膏，各有哪些功效？如何正确应用？ …… 22

何谓封包疗法？主要适用于哪些情况？ ………………………… 23

何谓脱敏疗法？主要适用于哪些情况？ ………………………… 24

皮炎湿疹也可用照光方法治疗吗？ ……………………………… 24

常见疾病篇

接触性皮炎

何谓接触性皮炎？ ………………………………………………… 28

有哪些原因可引起接触性皮炎？ ………………………………… 28

一些化学物究竟是怎样引起接触性皮炎的？ …………………… 29

接触性皮炎有哪些表现？ ………………………………………… 30

一旦患上接触性皮炎，该如何处理？ …………………………… 30

接触性皮炎可以预防吗？ ………………………………………… 31

尿布皮炎

何谓尿布皮炎？ …………………………………………………… 32

尿布皮炎是尿液引起的吗？ ……………………………………… 32

尿布皮炎有些什么特殊表现？ …………………………………… 32

一旦发生尿布皮炎该怎样处理？ ………………………………… 33

尿布皮炎可以预防吗？ …………………………………………… 33

摩擦红斑

何谓摩擦红斑？　………………………………………　34

摩擦红斑是因摩擦引起的吗？　…………………………　34

摩擦红斑有些什么特殊表现？　…………………………　34

摩擦红斑应注意和哪些皮肤病加以区别？　……………　35

一旦发生摩擦红斑该如何处理？　………………………　35

复发性面部皮炎

什么叫复发性面部皮炎？　………………………………　36

一旦患上复发性面部皮炎该怎么办？　…………………　36

化妆品皮炎

何谓化妆品皮炎？它有哪些特殊类型和表现？　………　38

引起化妆品皮炎的原因有哪些？　………………………　39

化妆品也会引起眼睛、口唇、毛发和甲伤害吗？　……　40

用什么方法可以验证化妆品是否会致敏？　……………　41

如何合理选用化妆品？　…………………………………　41

如何识别伪劣、变质化妆品？　…………………………　43

日光皮炎

什么叫日光皮炎？它有多少种？　………………………　44

晒斑是怎样引起的？　……………………………………　44

晒斑有哪些特殊的表现？　………………………………　45

一旦发生晒斑该如何处理？　……………………………　46

多形性日光疹是怎样引起的？　…………………………　47

多形性日光疹有哪些特殊表现？ ················ 48

如何判断多形性日光疹？它和晒斑有何不同？ ·········· 49

一旦患上多形性日光疹该如何处理？ ············· 50

慢性光化性皮炎是怎样引起的？ ··············· 51

慢性光化性皮炎有哪些特殊表现？ ·············· 52

慢性光化性皮炎应和哪些皮肤病相区别？ ··········· 54

一旦患上慢性光化性皮炎该采取哪些对策？ ·········· 55

植物日光性皮炎是怎样引起的？ ··············· 57

植物日光性皮炎有哪些特殊表现？ ·············· 58

发生植物日光性皮炎该怎样处理？ ·············· 58

外搽防晒剂可以预防日光皮炎吗？该如何正确选购市售各种防晒剂？ ··· 58

如何正确使用防晒剂？ ··················· 59

放射线皮炎

放射线皮炎是怎样引起的？ ················· 61

急性放射线皮炎有哪些特殊的临床表现？一旦发生该如何处理？ ··· 62

慢性放射线皮炎有哪些特殊的临床表现？一旦发生该如何处理？ ··· 63

晚期皮肤放射线损伤有哪些特殊的临床表现？一旦发生该如何处理？ ··· 64

虫咬皮炎

哪些虫子可以引起虫咬皮炎？ ················ 66

虫子是怎么引起皮炎的？ ·················· 66

虫咬皮炎有哪些特殊表现？ ················· 67

一旦发生虫咬皮炎该如何处理？ ··············· 68

虫咬皮炎该如何预防？ ··················· 69

唇 炎

什么叫唇炎？它有多少种？ ………………………………………… 70

唇炎有哪些特殊表现？它们是怎样引起的？ ………………… 70

唇炎应注意和哪些病相区别？ ………………………………… 72

患了唇炎该如何处理？ ………………………………………… 73

唇炎该如何预防？ ……………………………………………… 75

痱 子

什么叫痱子？ …………………………………………………… 76

痱子是怎样引起的？ …………………………………………… 76

痱子有哪几种？各有何特殊表现？ ………………………… 76

痱子应注意和哪些皮肤病区别？ …………………………… 77

患了痱子该怎么办？ …………………………………………… 78

怎样预防生痱子？ ……………………………………………… 79

季节性皮炎

什么是季节性皮炎？ …………………………………………… 81

季节性皮炎有哪些特殊表现？ ……………………………… 82

一旦出现季节性皮炎该如何处理？ ………………………… 83

季节性皮炎该如何预防？ ……………………………………… 83

口周皮炎

什么叫口周皮炎？ ……………………………………………… 84

口周皮炎是怎样引起的？ ……………………………………… 84

口周皮炎有哪些特殊表现？ …………………………………… 84

口周皮炎该如何处理？ ………………………………………… 85

毛囊虫皮炎

何谓毛囊虫皮炎? ·· 86

毛囊虫皮炎是怎样引起的? ······································ 86

毛囊虫皮炎有哪些特殊表现? ··································· 87

毛囊虫皮炎该如何处理? ·· 87

脂溢性皮炎

何谓脂溢性皮炎? ·· 89

脂溢性皮炎是怎样引起的? ······································ 89

脂溢性皮炎有哪些特殊表现? ··································· 89

脂溢性皮炎应注意和哪些病区别? ···························· 90

脂溢性皮炎该如何处理? ·· 91

激素依赖性皮炎

什么叫激素依赖性皮炎? ·· 92

激素依赖性皮炎是怎样引起的? ································ 92

激素依赖性皮炎有哪些特殊表现? ···························· 92

有了激素依赖性皮炎后还能用激素治疗吗? ··············· 93

有了激素依赖性皮炎可以完全治愈康复吗? ··············· 93

神经性皮炎

何谓神经性皮炎? ·· 94

神经性皮炎有哪些特殊表现? ··································· 94

神经性皮炎应和哪些皮肤病相区别? ························· 95

神经性皮炎应采取哪些对策? ··································· 95

人工皮炎

什么叫人工皮炎？ …………………………………………………… 97

人工皮炎是怎样引起的？ …………………………………………… 97

人工皮炎有哪些特殊表现？ ………………………………………… 97

患了人工皮炎应如何正确处理？ …………………………………… 98

职业性皮炎

何谓职业性皮肤病？何谓职业性皮炎？ ………………………… 99

引起职业性皮炎的原因有哪些？ ………………………………… 99

影响职业性皮炎发生、发展的因素有哪些？ …………………… 101

职业性皮炎有哪些特殊表现？ …………………………………… 102

职业性皮肤病除皮炎型外还有哪些类型？ ……………………… 103

如何准确判断职业性皮肤病？ …………………………………… 105

如何预防职业性皮炎的发生？ …………………………………… 105

职业性皮肤病有哪些特殊治疗方法？ …………………………… 106

什么叫稻农皮炎？ ………………………………………………… 107

什么叫菜农皮炎？ ………………………………………………… 109

什么叫农药皮炎？ ………………………………………………… 110

药物性皮炎

何谓药物性皮炎（药疹）？ ……………………………………… 111

药物性皮炎（药疹）在临床上有哪些类型？ …………………… 111

发疹型药疹有哪些特点？ ………………………………………… 112

何谓固定性药疹？ ………………………………………………… 113

何谓荨麻疹型药疹？它与一般荨麻疹有何区别？ ……………… 114

重症多形红斑型药疹有哪些特点？它和Stevens-Johnson综合征是同一

　　种病吗？ ……………………………………………………… 115

大疱性表皮坏死松解型药疹有何特点？ ……………… 116

剥脱性皮炎型药疹有哪些特点？ ……………………… 116

何谓药物超敏综合征？ ………………………………… 117

过敏性休克是怎样引起的，如何识别和救治？ ……… 118

何谓血清病型反应？ …………………………………… 119

通常情况下应如何判断药疹？ ………………………… 120

如何预防药物性皮炎的发生？ ………………………… 121

药物性皮炎能否预测？皮肤过敏试验有预测价值吗？ ……… 122

药物性皮炎的治疗原则主要包括哪些？ ……………… 123

剥脱性皮炎

何谓剥脱性皮炎？ ……………………………………… 124

剥脱性皮炎是怎样引起的？ …………………………… 124

剥脱性皮炎有哪些主要表现？ ………………………… 125

剥脱性皮炎该如何处理？ ……………………………… 126

湿　疹

什么叫湿疹？ …………………………………………… 127

湿疹是怎样引起的？它有传染性吗？ ………………… 127

湿疹有哪些类型？ ……………………………………… 128

慢性湿疹好发于哪些特殊部位？ ……………………… 129

手部湿疹和手癣有何区别？ …………………………… 130

患了湿疹在日常生活中应如何护理？ ………………… 131

有了湿疹该如何治疗？ ………………………………… 131

遗传过敏性湿疹

什么叫遗传过敏性湿疹？ ……………………………… 133

遗传过敏性湿疹是怎样引起的? ···································· 133

遗传过敏性湿疹除湿疹外还有哪些特殊皮肤表现? 易伴发哪些过敏性

　　病症? ··· 134

"奶癣"是吃奶引起的吗? ·· 135

患有遗传过敏性湿疹的儿童为什么要"忌口"? ···················· 136

遗传过敏性湿疹的治疗和普通湿疹有何区别? ······················ 137

痒　疹

什么叫痒疹? 痒疹是怎样引起的? ·································· 139

痒疹有哪几种? 各有何特殊表现? ·································· 139

痒疹有哪些防治方法? ·· 140

自体敏感性湿疹

什么叫自体敏感性湿疹? ·· 141

自体敏感性湿疹是怎样引起的? ······································ 141

自体敏感性湿疹还有哪些特殊表现? ································ 142

一旦发生自体敏感性湿疹该如何处理? ······························ 142

月　经　疹

什么叫月经疹? ·· 144

月经疹是怎样引起的? ·· 144

小腿静脉曲张性湿疹

什么是小腿静脉曲张性湿疹? ·· 146

为什么会发生小腿静脉曲张性湿疹? ································ 146

怎么治疗小腿静脉曲张性湿疹? ······································ 147

传染性湿疹样皮炎

什么是传染性湿疹样皮炎？它会传染给别人吗？ …………… 148

真菌性湿疹、癣菌疹、汗疱疹

何谓真菌性湿疹？该怎么处理？ ……………………………… 149

什么是癣菌疹？如何治疗？ …………………………………… 149

什么是汗疱疹？该如何处理？ ………………………………… 150

荨麻疹、皮肤划痕症、血管性水肿

何谓荨麻疹？ …………………………………………………… 152

荨麻疹是怎样引起的？ ………………………………………… 153

荨麻疹最具特征的表现是什么？ ……………………………… 155

还有哪些特殊类型的荨麻疹？ ………………………………… 156

什么叫皮肤划痕症？ …………………………………………… 158

什么叫血管性水肿？ …………………………………………… 159

什么叫遗传性血管性水肿？ …………………………………… 160

患上荨麻疹应做哪些必要的检查？ …………………………… 161

一旦患荨麻疹该如何治疗？ …………………………………… 162

儿童患上荨麻疹应注意什么？ ………………………………… 165

慢性复发性荨麻疹终生不愈吗？ ……………………………… 166

多形红斑

什么叫多形红斑？ ……………………………………………… 168

多形红斑是怎样引起的？ ……………………………………… 169

多形红斑有哪些特殊表现？ …………………………………… 170

多形红斑应该与哪些疾病相区别? ·························· 171

多形红斑该如何处理? ·································· 172

环形红斑

什么叫环形红斑? ····································· 173

环形红斑是怎样引起的? ······························· 173

环形红斑有哪些特殊表现? ····························· 173

环形红斑该如何处理? ································· 174

毒性红斑

什么叫毒性红斑? ····································· 175

毒性红斑是怎样引起的? ······························· 175

毒性红斑该如何防治? ································· 176

酒性红斑

什么叫酒性红斑? ····································· 177

酒性红斑是怎样引起的? ······························· 177

酒性红斑该如何防治? ································· 178

常 识 篇

◆ 您知道皮肤的奥秘吗?

◆ 神奇的皮肤究竟"神"在哪里?

◆ 皮肤经常会受到哪些伤害?

◆ 受了伤害的皮肤一般会做出怎样的反应?

◆ 皮肤过敏反应究竟是怎样引起的?

◆ ……

您知道皮肤的奥秘吗？

皮肤是人体上最神奇的器官之一。根据人种的不同，皮肤具有不同的颜色，有白色皮肤、棕色皮肤、黑色皮肤和黄色皮肤。皮肤具有很好的弹性和韧性，可以抗拒外界一定强度的牵拉，并能迅速恢复正常。此外，它还是了解人体内部情况的一个重要窗口，人们可以不必借助任何仪器，仅凭肉眼观察皮肤的外观，就能判断体内的某些功能状况。更有趣的是，皮肤不仅赋予人们美丽的容貌，还可提供大家相互识别的外表特征。所以，追求和保护皮肤的完美常成为许多人梦寐以求的事。

皮肤位于人体的最外面，除了自然形成的腔道如鼻孔、外耳道、口腔、泌尿生殖道口、肛门外，它就像苹果皮一样把人体完整地包裹起来，就像边防战士一样时刻守卫着机体，不让人体遭受外界各种因素的侵害。事实上皮肤的确无时无刻不在承受着外来抑或体内的许许多多有害因素的伤害。这也就不难理解为什么发生在皮肤上的病那样的多（据统计已达2000多种）。随着人们生活水平的提高及医药卫生知识的普及，希望了解皮肤病的人也越来越多。

神奇的皮肤究竟"神"在哪里？

皮肤是人体上最大的器官，它的重量占到人体全身重量的16%左右。皮肤的表面积在一般成人可达 $1.5\sim2m^2$。皮肤的厚度一般为 $0.5\sim4mm$（不包括皮下脂肪层）。一般而言，男性皮肤要比女性的厚一些，伸面皮肤要比屈面的皮肤厚一些。手掌和足底部皮肤最厚，而眼睑、乳房、外阴等部位的皮肤最薄。

若将皮肤组织切成薄片置于显微镜下观察，从外向内依次又可分为表皮、真皮和皮下组织三层。最外层的表皮是由多层各种形状、大小不同的上皮细胞组成，越是里层的上皮细胞，其增殖、修复能力越强；而处于最外层的上皮细胞，则形成坚韧的角化层，对外界环境中各种有害因子的入侵具有很强的抵抗力，它还能阻止体内水分的散失。外界很多化学物质，诸如化妆品、药品、有毒物质等也可通过表皮吸收进入体内。表皮层里存在的黑素细胞产生的黑色素还可吸收一定量的紫外线，阻止紫外线对人体的伤害。真皮在表皮下面，由不同的纤维组织和无定形的基质所组成，它们常常与皮肤的弹性和韧性有关，是对抗外界有害物质的第二道防线。真皮的下部即为皮下脂肪层，对外来的撞击、挤压等有很好的缓冲作用，同时，它也是热的绝缘体，可维持体内热量，也是优良的营养仓库。

正常的皮肤除了有丰富的血管、淋巴管和神经外，还有许多重要的附属器，包括可以分泌皮脂的皮脂腺、分泌汗液的汗腺、生长各种毛发的毛囊以及具有保护功能的指（趾）甲等。一个人的皮肤长得滋润、丰满与否，和皮脂腺、汗腺分泌功能的正常与否密切相关。如果这些腺体功能减弱，皮肤就会显得干燥、粗糙；反之，如果这些腺体分泌功能正常，皮肤就显得滋润，富有光泽、弹性。

婴幼儿及中老年人皮肤各有其不同于一般成人皮肤的结构和生理特性。婴幼儿的皮肤常较细致、柔嫩，对所接触的护肤清洁卫生用品的耐受性往往较差，容易出现刺激或过敏反应；反之，中老年人的皮肤常趋向于生理性老化，皮肤弹性减弱、松弛起皱，干燥憔悴。这些特殊的生理变化，需要我们无论是在选用护肤化妆用品时或是在患了某些皮肤病后选用哪种外用药时都应特别注意。

皮肤经常会受到哪些伤害？

皮肤是包裹在人体外表的特殊器官，毋庸置疑，它是与外界环境接触机会最多的一线组织。因此，它也是最容易受到来自外周环境的各种各样的伤害。这些伤害归纳起来可有以下三大类。

（1）物理性伤害　诸如过度的机械性摩擦、挤压、温度变化（高温、低温）、湿度过高或过低、日光和各种电磁辐射波照射等。它们对于人体皮肤的刺激强度超过某种程度，或是某些原因使皮肤对其敏感性增高，均可对皮肤造成伤害。这其中特别是日光中的紫外线照射引起的皮肤伤害已越来越受到人们的关注。紫外线不但可促进皮肤细胞组织老化，还可诱发多种多样光线性皮肤病甚至皮肤癌。

（2）化学性伤害　诸如众多护肤化妆品、清洁卫生用品，包括各种面霜、洁面乳、沐浴露、洗发香波、肥皂、花露水、染发剂、烫发剂、定型剂、唇膏、指甲油、剃须膏、除臭剂、除汗剂、消毒杀菌、灭虫剂等，均可在一部分人群中引起皮肤不良反应。还有，皮肤外用药物一方面在医治众多皮肤病中发挥重要作用，但另一方面如用得不当也可招致皮肤伤害。还有，人们在日常生活中经常配戴的金银饰品如项链、手镯、耳坠、发夹、指戒、纽扣、皮带扣等在少数对某些金属（如镍、铬、钴、铜、银、金等）过敏的人则可引起不同程度的皮肤炎症反应。此外，因穿戴皮革、塑料、橡胶、人造纤维制造的衣帽或鞋袜而引起皮肤过敏的亦时有所见。在生产企业直接从事生产的工人因接触各种化工产品原料、中间体可引起各种皮肤伤害，其中尤以在从事染料、树脂（塑料）、橡胶、石油化工、电镀、冶炼等产业工人中为多见。

（3）生物性伤害　主要包括动物性和植物性，前者如多种虫类或其他生物对皮肤的侵害，如蚊、臭虫、跳蚤、虱、螨虫的叮咬刺吸，刺毛虫、桑毛虫毒毛的刺入，隐翅虫虫体内毒液的刺激，以及水母（如海蜇）刺丝囊的射刺等；后者如漆树、荨麻、豚草、无花果、番茄、芒果等，常因接触其花、叶、种子或浆液引起皮肤伤害。

此外，因各种细菌（如金黄色葡萄球菌、链球菌等）、真菌（如皮肤癣菌、念珠菌等）、病毒（如人乳头瘤病毒、疱疹病毒等）感染皮肤可引起各种相关皮肤病，如脓疱疮、皮肤癣病、病毒性疣、病毒性疱疹等。

受了伤害的皮肤一般会做出怎样的反应？

皮肤受到伤害以后总会做出一定的反应。根据伤害种类、程度的不同以及时限的久暂，其所引起的皮肤反应表现亦不同，如日光中的紫外线照射常引起皮肤炎症反应，在早期皮肤红肿、起皮疹、发痒，在后期，皮肤脱屑变黑。经年累月的日光照射，往往引起暴露部位（如面颈项部、手背）皮肤不但变黑，而且皱纹增多，粗糙、干枯、弹性减弱，重的状如树皮，这是因为紫外线的长期照射引起的皮肤光老化的表现。在白种人，由于其皮肤对紫外线的防御功能较差，再加上他们有偏爱日光浴的习惯，因此，发生日光性角化、增生性色素病相当普遍，其中有一部分最终可发展为皮肤癌。

因接触各种化学物引起的皮肤伤害主要表现为急性炎症反应，如水肿性红斑、丘疹、水疱，甚至出现大疱，同时常伴有明显瘙痒或灼痛。如水疱被抓破，则出现渗水、糜烂。当停止接触致病的化学物，上述炎症反应常很快消退。还有一种情况，如果所接触的化学用品，如肥皂、洗手液等，通常情况下对皮肤是安全的，但如频繁使用，可因累积性刺激作用对皮肤亦可引起一定的伤害，表现为皮肤干燥、粗糙、增厚甚至开裂等。

皮肤对各种生物性伤害做出的反应亦主要表现为急性皮肤炎症，如遭昆虫叮咬后常在几分钟内即可出现局部皮肤红肿甚至起疱、皮肤瘀斑，重者引起局部组织坏死。有些人在时隔数周后于被叮咬部位出现肉芽肿性结节，一时很难消退。

皮肤过敏反应究竟是怎样引起的？

皮肤过敏反应（又称变态反应）究竟是怎样发生的，要回答清楚这个问题并不简单。一般说来，它既有来自身体上的内部因素，又有来自外界环境的外部因素，前者诸如遗传性过敏体质、个体的易感性、内分泌及代谢改变、精神心理变化（如紧张、压力、焦虑、过劳等）及慢性感染病灶的存在（如咽扁桃体炎、龋齿、鼻窦炎、肠寄生虫感染等）等；后者诸如接触各种化学物质、药物、吸入物（如花粉、尘螨、微生物）、动物皮毛、食物（如鱼、虾、牛羊肉、蛋、乳品）及环境温湿度变化、日光照射等。至于上述诸多因素究竟是通过哪些途径、什么机制引起皮肤过敏反应的则尚不完全了解。

　　这里仅向大家简单介绍一些有关接触某些化学品是如何引起皮肤过敏反应的道理。通常情况下，日常生活中经常接触诸如清洁护肤化妆用品、服饰品、橡塑制品、金属制品等，对大多数人接触后并无问题，但少数人接触后在体内经过一段时间（需要4~20天）的致敏过程，使接触者的身体处于敏感状态。在这种情况下，该接触者如再次接触到同样的化学制品（含有和先前一样的致敏物成分），一般在几小时至1、2天内即可在接触部位引起皮肤炎性过敏反应。

日常生活中究竟该如何保护好自己的皮肤？

　　皮肤好像一堵"墙"，是维护身体正常机能活动的第一道防线。因此，维护好自己皮肤的健康就显得非常重要，主要需做好以下两方面。

　　（1）经常保持皮肤的清洁卫生　皮肤表面经常被人体新陈代谢产物（如排出的皮脂、汗水和皮屑）和空气中的灰尘所污染，再加上皮肤表面还有大量细菌寄生，皮肤就往往因为受到这些分解代谢产物的刺激而得病，特别是在皮肤有了损伤时，更容易发生某些皮肤病。因此，经常保持皮肤的清洁卫生是维护皮肤健康的重要环节。水和肥皂是日常生活中的主要清洁剂。用水洗涤皮肤，可以清除皮肤表面、汗孔、毛孔中的灰尘、细菌和一些新陈代谢产物。一般温热水能够溶解皮脂，松弛皮肤，扩张皮肤毛细血管，开放皮脂腺毛囊口，促进代谢产物的排出，所以，它的去污作用要比冷水强。但对患有皮炎湿疹类皮肤病患者，如果过多地用热水烫洗则可能使皮肤病越洗越坏。在这些患有皮炎湿疹的患者，特别是对患病部位，酌情用冷水或微温水清洗既可起到洁肤作用又能起一定的消炎止痒功效。肥皂、沐浴露、洗手液均有良好的去脂、去污作用，但如用得不当，反而弊多利少。这是因为正常皮肤是偏酸性的，可阻止皮肤表面上各种细菌的繁殖，而上述各种洁肤用品均可改变皮肤表面的酸碱度，如应用过多，一方面可造成酸碱平衡失调，另一方面也可能损伤正常的表皮结构，使细菌有机可乘。建议平时洗脸、洗手、沐浴宜选用不含游离碱的中性或酸性洁肤用品。婴幼儿或皮肤干燥，对各种刺激比较敏感的人，宜选用多脂性肥皂或婴幼儿专用洁肤用品。

（2）正确选用护肤化妆用品　随着人们物质、文化生活水平的不断提高，大家对护肤、化妆用品的需求也就越来越多，如选用得当，确可有助于维护皮肤的健康美丽。一般而论，干性皮肤（皮脂分泌过少）者，特别是在天冷干燥季节，经常搽些润肤乳膏、乳液，可保持皮肤柔润光滑，防止皮肤起皱、开裂，但油性皮肤（皮脂分泌过多）者，就不宜涂搽油性太多的护肤化妆用品。至于胭脂粉、粉底霜、香水、眉笔、唇膏及指甲油等化妆品，除起到一定美容效果外并无健肤的作用。对具有敏感皮肤的人，用了以后还可能引起皮肤过敏反应，请务必慎用！近年来，市场上还出现不少兼治"色斑""雀斑""青春痘"等所谓特种化妆品，如果偏信广告盲目购用，不但难以起到预期效果，反而可能导致皮肤反应甚至招致"毁容"恶果。还有值得提醒的是如何正确认识皮肤防晒霜问题。可以坦诚地告诉大家，到目前为止，还没有一种能百分之百地起到防晒效果的防晒剂问世，尽管一些防晒用品标上SPF（防光指数）高达50~60，但在实际应用中并不一定能达到理想的防晒效果，望大家在应用时还得同时采取其他遮光措施。

何谓皮炎？什么情况下称湿疹？

皮炎和湿疹可以说是一组主要发生在皮肤浅层的急性、亚急性或慢性炎症性皮肤病。它们是由多种外界环境因素和多种体内因素单独或共同参与作用引发的皮肤病。发病机制十分复杂，至今还未完全清楚。临床上的表现也多种多样，千变万化，轻的仅有红斑、丘疹，重的可有水疱甚至大疱、糜烂、渗水；病久者皮肤增厚、角化。通常伴有不同程度的瘙痒。如果将病变部位作病理切片观察，可见到在表皮和真皮浅层发生一系列非特异性炎症改变。至于"皮炎"和"湿疹"究竟有没有区别，到目前为止，国际上对这些术语尚无统一认识，在皮肤科学界按照传统看法，如果发病原因比较清楚、单一，通常称为"皮炎"，如因接触油漆引起的称接触皮炎、蚊虫叮咬引起的称虫咬皮炎；如果病因一时不太清楚且反复发作，经久不愈则通常称其为"湿疹"。

皮炎湿疹类皮肤病究竟包括哪些病？

皮炎湿疹类实际上是包括相当多种类的一组皮肤病。如皮炎类根据发病原因不同分，有接触性皮炎、尿布皮炎、摩擦红斑、化妆品皮炎、日光皮炎、放射线皮炎、虫咬（毛虫）皮炎、季节性皮炎、毛囊虫皮炎、脂溢性皮炎、激素依赖性皮炎、神经性皮炎、人工皮炎、职业性皮炎、药物性皮炎（药疹）等；有的因为病因复杂或难以判定而暂以患病部位或皮损特点命名，如面部皮炎、唇炎、口周皮炎、剥脱性皮炎等。湿疹类皮肤病如根据病程长短分，有急性湿疹、亚急性湿疹及慢性湿疹；有按皮损表现分，有红斑性湿疹、疱疹性湿疹、糜烂性湿疹、角化皲裂性湿疹等；根据累及的特殊部位分，有头皮湿疹、耳部湿疹、脐窝湿疹、手部湿疹、乳头湿疹、阴囊湿疹、肛门湿疹、小腿湿疹等；有根据病因命名，如遗传过敏性湿疹（特应性皮炎）、自体敏感性湿疹、小腿瘀滞性（静脉曲张性）湿疹、汗疱性湿疹及真菌性湿疹等。

皮炎湿疹类皮肤病究竟有哪些共同表现？

这类皮肤病从总体上来说可发生于任何年龄阶段，也无明显的男女差异。当然，其中有些病种好发于某些特定人群，如婴儿湿疹、尿布皮炎仅见于婴幼儿，化妆品皮炎多见于年青女性，手部皮炎湿疹多见于家庭主妇、某些产业工人或农民等。

无论是皮炎抑或是湿疹，都是发生在皮肤浅层的一种炎症反应。在早期刚刚发病时如果炎症反应较轻，主要表现为水肿性红斑或再伴存分散或密集的高起的红疹（丘疹）。皮疹边界有的清楚，有的不清楚；如果炎症反应较重，则可出现成群小水疱，如因强烈刺激物引起的则可出现大水疱。

因瘙痒难忍，人为搔抓或摩擦，丘疹、水疱破溃渗水，形成糜烂面，而后结痂，待炎症开始消退时创面则逐渐愈合，表面出现细薄脱屑。如致病因素去除，一般1~2周即可痊愈。如致病因素未能及时发现和去除，病程中则可时轻时重，经久不愈。整个皮损变得干燥、粗糙，浸润肥厚，色泽也由鲜红转暗红，常留下色素沉着表现。这种慢性炎症性皮损可迁延长达数年之久。

皮炎湿疹可发生于身体上任何部位。接触性致病因素比较明确的多发生于外露的直接接触部位（如面颈部、手前臂等），如面部化妆品皮炎、日光性皮炎。致病因素不清楚的包括由身体内部某些因素触发的则没有特殊好发部位，但也有些湿疹常局限于某些地方如乳晕、脐窝、阴囊、肛门等部位的湿疹。

无论哪种皮炎湿疹常伴有程度不等的瘙痒，轻的可以忍受，重的难以忍受以致不得不去"拼命"搔抓，殊不知剧烈的搔抓又常常使得原本已经稳定好转的皮疹又变得红肿破溃出水。所以，患上皮炎湿疹，切忌搔抓是至关重要的一条自我保健对策。

皮炎、湿疹、荨麻疹患者为什么总是伴发皮肤瘙痒？

患上皮炎、湿疹、荨麻疹的患者几乎毫无例外地总是同时伴有皮肤瘙痒。经现代科学研究发现，在皮炎湿疹、荨麻疹等过敏性炎症性皮肤病发生时机体常有多种多样具生物活性物质（炎症介质）的产生和释放，其中有不少均和皮肤瘙痒有关。这些可能引起瘙痒的生物物质统称之为"致痒介质"。其中最重要的一种叫组胺，由组织内的肥大细胞产生、释放，这些被释放出的组胺首先与遍布体内的一种特殊受体结合，而后直接作用于皮肤内感觉神经末梢引起瘙痒。白介素-2是近年来才被证实的另一种致痒介质，由淋巴细胞产生、释放，它也需先与一种特殊受体结合再发挥其致痒作用。来自神经元组织的鸦片肽、P物质亦已被证实是致痒介质，前者不单作用于外周组织而且还可在中枢神经系统发挥作用。还有诸如胰蛋白酶、木瓜蛋白酶、5-羟色胺、缓激肽、胰激肽、血管活性肠肽、血管舒缓素及前列腺素等均已经研究发现可能与引起皮肤瘙痒有关。

以上这些致痒介质引起的皮肤瘙痒感觉究竟是通过什么途径传导的呢？经研究初步发现可能是由一种无髓鞘的伤害感受器C纤维负责痒的传导，痒感信号通过脊髓传入大脑内主管痒感的神经中枢。实际上，有关皮肤瘙痒发生的机制还有很多悬而未决的问题有待进一步深入探索。

皮肤瘙痒为什么不宜过度搔抓？

皮肤瘙痒是很多皮肤病中常有的一种症状。出现瘙痒，自觉或不自觉地用手或坚硬器材去搔抓、摩擦、拍打在所难免。当然，这种自我"保护"动作可使难受的痒感得到短暂的抑制，但稍事片刻，痒感往往"东山再起"，或一处受抑，另一处又开始暴发，甚至变本加厉，使你疲于奔命，苦不堪言。对瘙痒不宜过度搔抓更重要的原因在于搔抓这一机械性刺激往往使原有的皮肤病病情加重，如皮炎湿疹类因刺激作用而使局部炎症反应如红斑、丘疹、水疱更加明显；荨麻疹因刺激作用而使组织内的肥大细胞及其他炎症细胞释放更多的炎症介质使局部细小血管扩张、充血、水肿、渗出等炎症性反应（风团、皮肤划痕反应）加重。对皮炎湿疹的过度搔抓除了可导致病情加重外还往往因皮疹遭抓破，皮面上的致病细菌（如金黄色葡萄球菌、溶血性链球菌等）"乘虚"入侵而引起继发性细菌感染，使原有的皮肤病"雪上加霜"，增加治疗的难度。还有，像神经性皮炎，起病时往往就以皮肤瘙痒为主要表现，而皮疹常并不明显，因奇痒难忍，势必经常搔抓。日久以后，局部皮纹逐渐增多、加深，皮肤变得粗糙、肥厚。这样就形成"越痒越抓，越抓越重"的恶性循环。

有哪些药物可以有效地止痒？

用于止痒的药物很多，有的直接在局部发挥止痒作用，如一些外用制剂；有的通过抗过敏、抗炎作用继而起到止痒效果，如一些内用药物。

用于止痒的外用药物种类很多，如樟脑、薄荷脑、麝香草酚、冰片等具一定挥发性药物，涂搽在皮肤上通过刺激表皮内冷觉感受器而起清凉、止痒效果；苯酚（石炭酸）、苯佐卡因、利多卡因、达克罗宁等具有局部麻醉作用的药物，涂搽后可使皮肤内感觉神经麻痹，阻断各种神经冲动的传导，起到止痒效果。值得注意的是这些药物必须按一定浓度配成一定制剂如搽剂、乳膏后方可应用，切不可直接外用在皮肤上。另外，这类药物均只能起到短暂的止痒效果，绝非"一劳永逸"。还有一点，少数人用了以后可能引起局部刺激或过敏反应，如遇到这种情况，需立即停用。

炉甘石、氧化锌、滑石粉等温和保护药，配制成的悬垂剂（水粉剂）用于治疗一些急性皮炎湿疹常可收到良好的消炎止痒效果。还有，用生理盐水或普通水冷湿敷治疗一些急性皮炎同样起到理想的消炎止痒效果，既方便又安全，而且不会有任何副作用。

糖皮质激素类（如氢化可的松、地塞米松、糠酸莫米松等）及一些非激素类抗炎药（如乙氧苯柳胺、丁苯羟酸等）配制成的乳膏、搽剂已广泛用于多种过敏性皮肤病的治疗，通过其强效的抗炎作用达到良好的止痒效果。应当注意的是，这类制剂均具有一定不良反应，患者必须在专科医师指导下选用。

内服药物中常用于治疗过敏性炎症性皮肤病及其他瘙痒性皮肤病的药物如抗组胺类药物及糖皮质激素类药物均兼具一定的止痒效果（详见下文）。

抗组胺类药物为什么常用于皮炎湿疹、荨麻疹？

抗组胺类药物自20世纪40年代问世以来，因其具有奇特的控制许多过敏性病征的效用，受到广大临床医师的关注。到目前为止，已有30余种不同的抗组胺类药物研发成功供临床应用。顾名思义，抗组胺药即起到对抗组胺作用的意思。而组胺是促发皮炎湿疹、荨麻疹等众多过敏性皮肤病发生的主要因子（或称炎症介质）。而组胺在体内必须首先与一些存在于细胞表面的特殊组胺受体相结合才能起到一系列生物活性效应（指引起的各种皮肤过敏性炎症改变）。而抗组胺类药物的化学结构中具有与组胺上一个侧链相似且可供置换的乙胺基团。这样，抗组胺药就可"冒充"组胺与组胺受体结合使组胺不能发挥它的致病作用。这就清楚地表明抗组胺类药物能有效地治疗皮炎湿疹、荨麻疹类过敏性皮肤病的缘由。据目前所知，这种特殊的组胺受体有3种：组胺受体-1（简称H_1受体）主要存在于皮肤毛细血管内皮细胞、支气管平滑肌及白细胞、淋巴细胞表面，该类受体与组胺结合后引起血管扩张及各种炎症介质的释放；组胺受体-2（简称H_2受体）主要存在于胃黏膜细胞，该类受体被激活后引起胃酸分泌增加；组胺受体-3主要位于中枢神经系统。目前，临床上广泛应用的抗组胺药物主要是针对H_1受体，少数是针对H_2受体，也有一部分对两种受体均有拮抗作用。

抗组胺类药物包括哪几类？该如何正确选用？

抗组胺类药物的抗过敏作用是通过与组胺竞争组胺受体而发挥的，因此，又称之为组胺受体拮抗剂。根据其所拮抗的受体不同又分为H_1受体拮抗剂和H_2受体拮抗剂（详见上文）。H_3受体因刚发现不久，尚无临床药物问世。目前临床上用得最多的主要是H_1受体拮抗剂，也就是平时所说的抗组胺类药物。20世纪80年代以前研制问世的这类药物与组胺受体的结合并不牢固，容易从受体上解离下来，失去其活性作用，抗过敏作用维持时间较为短暂；另外一点是这类药物容易透过血脑屏障，对大脑中枢产生抑制作用，引起头晕、疲乏、嗜睡等。为了提高这类药物的疗效，减少其不良反应，自20世纪80年代以来，陆续有不少疗效比较持久、中枢抑制等不良反应较少的新一代抗组胺类药物问世。现在人们通常将疗效作用较短、容易引起大脑中枢抑制的一类称为第一代抗组胺类药物；疗效作用较持久、中枢抑制等不良反应轻微的一类称为第二代（或新一代）抗组胺类药物。

1. 第一代抗组胺类药

属于第一代抗组胺类药物种类很多，目前常用以下品种。

①盐酸苯海拉明（可他敏），口服片剂，每天1~3次，每次1~2片（25~50mg）；口服糖浆（0.25%），按2~4mg/kg体重计量，主要供儿童应用。有供肌内注射的针剂。

②氯苯那敏（扑尔敏），口服片剂，每天1~3次，每次1片（4mg）；针剂每支10mg，供肌内注射。

③异丙嗪（非那更），口服片剂，每天1~2次，每次1片（25mg）；针剂每支25~50mg，供肌内注射。

④赛庚啶，口服片剂，每天1~3次，每次1~2片（2~4mg）。

⑤去氯羟嗪（克敏嗪），口服片剂，每天1~3次，每次1片（25mg）。

⑥羟嗪（安泰乐），口服片剂，每天1~3次，每次1~2片（25~50mg）。

⑦桂利嗪（脑益嗪），口服片剂，每天1~3次，每次1片（25mg）。

⑧酮替芬，口服片剂，每天1~2次，每次1片（1mg）。

⑨多塞平（多虑平），口服片剂，每天1~2次，每次1片（25mg）。本药既有对H_1受体拮抗作用又具H_2受体拮抗作用。

⑩西咪替丁（泰胃美），口服片剂，每天3次，每次1~2片（0.2~0.4g）。本药系H_2受体拮抗剂。

2. 第二代抗组胺类药

目前常用的属于第二代抗组胺类药物有以下品种。

①氯雷他定（开瑞坦、百为坦），口服片剂，每天1次（10mg）。

②地氯雷他定（恩理思、芙必叮），口服片剂，每天1次（5mg）。

③枸地氯雷他定（恩瑞特），口服胶囊，每天1粒（8.8mg）。

④西替利嗪（仙特明、西可韦），口服片剂，每天1次（10mg）。

⑤左西替利嗪（优泽、迪皿），口服片剂，每天1次（5mg）。

⑥咪唑斯汀（皿治林），口服片剂，每天1次（10mg）。

⑦依巴斯汀（开思亭），口服片剂，每天1次（10~20mg）。

⑧阿伐斯汀（新敏乐、欣民立），口服片剂，每天2次，每次1片（8mg）。

⑨非索非那定（阿特拉），口服片剂，每天2次，每次1片（60mg）。

第二代抗组胺类药物大多是从第一代抗组胺药衍生而来，少数是全新化学结构。它们大多不易或很少透过血脑屏障，因此极少产生头晕、乏力、嗜睡等大脑中枢抑制的不良反应。它们服用后起效较快，抗过敏作用较强而持久，多数每天仅服一次即可。

3. 使用抗组胺类药注意事项

使用抗组胺类药物应尽量注意以下几点。

①高空作业者、驾驶员等需精力高度集中或从事有一定危险工种的工作人员，尽量避免使用第一代抗组胺药。

②老年人、孕妇、婴幼儿及患青光眼、慢性肝肾心疾病患者需慎用或忌用。

③如服用一种有效就不必随便改换品种，如效果不佳可改用其他品种或两种联合应用。后者常选第一代与第二代各一种联用，以取长补短。

④病情已得到满意控制时所用药物应逐渐减量，不宜突然停药。

⑤如服用需经肝细胞色素酶P450代谢的抗组胺药（如息斯敏、特非那定），不能与咪唑类抗真菌药及大环内酯类抗生素（如红霉素、阿奇霉素）同时应用，以免引起心脏毒副反应。

糖皮质激素类药物为什么常用于皮炎湿疹的治疗？

糖皮质激素类（简称GC）药物其所以常被用于皮炎湿疹的治疗，主要是因为GC具有很强的非特异性抗炎（非感染性）、抗过敏及免疫抑制作用。GC的抗炎作用究竟是通过哪些环节发挥的还尚不十分清楚。据研究证实，GC在体内首先得先进入细胞内，与GC受体结合，而后再通过一系列复杂的反应过程方显示其生物性抗炎活性：稳定肥大细胞、中性粒细胞和其他炎症细胞的溶酶体膜和细胞膜，抑制肥大细胞脱颗粒，从而减少组胺和其他多种多样炎症介质的释放；减少嗜酸粒细胞和嗜碱粒细胞的数量和降低它们产生和释放炎症因子的能力并削弱它们向炎症反应区移动（趋化）的功能；最后，GC还可降低皮肤毛细血管的通透性，从而使炎性渗出减少。GC的抗过敏和免疫抑制作用主要表现在对具有免疫活性功能的淋巴细胞上，无论是对可产生抗体的B淋巴细胞，还是对可产生炎症性细胞因子的T

淋巴细胞均可引起这些细胞的抑制，从而达到抗炎作用。还有，GC可直接损伤皮肤里的朗格汉斯细胞，而正是这种细胞在促发皮肤过敏性炎症反应中扮演着一个无可替代的重要角色。对它的打击，无疑地对减轻和消除皮肤炎症反应起到不可忽视的作用。GC还有一定的抗增生作用，即抑制表皮细胞有丝分裂增殖、抑制皮肤毛细血管的新生、抑制真皮内胶原蛋白以及一些酶的产生。GC这种抗增生作用在局部外用制剂中同样起到重要的治疗作用。

糖皮质激素类药物为什么不可滥用？

糖皮质激素类（简称GC）药物一方面可以治疗多种多样过敏性及免疫性疾病，但另一方面由于所用治疗剂量往往要高出人体需要的生理剂量几倍甚至几十倍，势必会对全身各系统组织器官的功能产生不利影响，包括体内的蛋白质、脂肪、糖及水盐代谢以及免疫功能的改变等。如果采用的GC剂量较大或服用的时间较久（当然，有些实因病情需要，必须采用高剂量、长疗程方可收效）则对身体所产生的影响可能更大。

GC对身体可能引起的不良反应归纳起来主要有以下几方面。

（1）容易并发感染 GC使机体免疫功能降低，对各种微生物的防御能力下降，容易诱发真菌（霉菌）、细菌或病毒感染。如已患结核病，则可能使病情加重。

（2）胃肠道反应 GC使胃酸、消化酶分泌增加，阻碍胃肠黏膜组织修复，可诱发胃痛、胃溃疡、出血、穿孔等，还可诱发胰腺炎等。

（3）骨质疏松和骨坏死 GC能促进蛋白质分解，抑制蛋白质合成，并能增加体内钙、磷的排出。因此，GC的长期（6~12个月以上）应用可阻碍骨质形成，引起骨质疏松，常因此而导致自发性骨折和无菌性骨坏死，尤其多见于60岁以上老人。

（4）血糖增高或促发糖尿病或高脂血症 GC的长期应用，通过促进糖原异生，阻碍组织对糖的利用，导致血糖、血脂增高。如原来已存在糖尿病遗传素质（有糖尿病家族史）者，则极易诱发糖尿病。

（5）肾上腺皮质功能亢进综合征 GC的长期或大量应用，体内各系统组织内GC持续存在高浓度，引起满月脸、向心性肥胖、血压升高、皮肤上出现痤疮样皮疹、体毛生长旺盛、女性月经紊乱等。少数人可出现白内障、行为和精神异常等。

（6）其他 儿童患者如长期接受GC可使生长发育延缓。还有，长期应用GC者，自身分泌GC的功能不可避免地均受到抑制，对外源性激素产生依赖，对外界应激反应能力降低，此时如突然停用激素或过多、过快减量，不但可能招致原有疾病复发或病情加重，还可引起乏力、纳差、恶心、全身酸痛、抑郁等（肾上腺皮质危象）。

外用糖皮质激素类药物究竟该如何正确应用？

在皮炎湿疹及其他多种皮肤病的局部治疗中糖皮质激素制剂是最常被选用的一类药物。但是，如果应用不当，就可能达不到预期效果，甚至还可能招致多种多样不良反应。那么，究竟该怎样合理外用糖皮质激素类药物？主要应注意遵照以下几点。

（1）掌握好用药的适应证 一定要认清GC不是万能药，特别是细菌、真菌、病毒感染引起的皮肤病绝不能随意涂搽，不但无效而且可能使病变加重。还有，被怀疑为皮肤肿瘤（良性或恶性）时亦切勿随意使用，即使有的情况可以考虑，也必须在专科医师指导下进行。

（2）注意用药对象的特点 如对婴幼儿、儿童患者宜选用低浓度、弱效、作用温和制剂，最好选用不含氟的品种；搽用时间一般不宜超过1~2周。对孕妇及哺乳期患者，亦不宜久用或大面积搽用，以免因GC的过多吸收而影响胎儿或婴儿发育。

（3）注意用药部位 不同部位的皮肤对GC的吸收难易不同，如阴囊、面部对GC最易吸收，而手掌、足底则不易透入。因此，对前者则不宜使用强效、高浓度GC制剂，连续涂搽时间亦不宜超过2周。

（4）用药频率适度 每天涂药量及次数要适度，每天涂药以1~2次为宜，增加涂药次数及涂药量并不能提高疗效。

（5）酌情轮换用药品种　长时间的涂搽同一种药剂，往往会出现疗效不及开始用药时那样满意，发生所谓"耐药"现象。因此，为了保持理想效果，在用药过程中常需经常（1~2周）更换制剂品种。

（6）正确应用复方制剂　目前市场上有多种GC与抗菌药物混合配制的药剂，必须准确把握好适应证，如皮肤癣病病期较久伴发湿疹样变化或者皮炎湿疹并发细菌或真菌感染时则均比较适宜选用GC与抗菌药混合制剂。

市场上的外用激素制剂如何分类？如何选用？

目前市场上所有的糖皮质激素类药物，内用或外用的，几乎均为人工合成制剂。合成制剂的研究开发目的在于提高其临床功效，降低其不良反应。为此，研究人员通过对皮质类固醇激素化学结构进行修饰（添加或置换某些化学键或基团）从而提高其抗炎效能、经皮透入作用，减少某些不良反应。

通过一些科学实验手段（如血管收缩试验、治疗指数测定）对各种外用激素药物效能进行评估，并将它们按效能强弱分为4级。常用制剂举例如下（括号内为商品名）。

（1）弱效　氢化可的松乳膏、涂膜。

（2）中效　醋酸氟氢可的松乳膏，醋酸曲安西龙乳膏（康纳乐、去炎松），丁酸氢化可的松乳膏（尤卓尔、来可得），糠酸莫米松乳膏（摩弥齐、艾洛松），醋酸地塞米松乳膏（皮炎平）。

（3）强效　醋酸氟羟泼尼松龙乳膏（肤轻松、仙乃乐），氯氟舒松乳膏涂剂（乐肤液），丙酸氟替卡松乳膏（克廷肤）。

（4）超强效　卤美他松乳膏（适确得、沃能），丙酸氯倍他索乳膏（恩肤霜、特美肤），二醋酸二氟拉松乳膏（索康）。

一般情况下，最好在皮肤科医师指导下根据患者年龄、皮疹部位、皮疹表现选用适当制剂品种。对儿童应选用弱效或中效制剂。面部、外阴等部亦宜选用弱效或中效制剂。慢性浸润肥厚性皮疹宜选用强效或超强效制剂。值得指出的是无论强效、超强效抑或弱效、中效制剂如涂搽过久（一个月以上）均可能引起不同程度、不同表现的不良反应，特别是面部等敏感部位皮肤更易发生。

因使用激素过久引起的不良反应最常见的表现有皮肤变薄、毛细血管扩张性红斑、粉刺或酒渣鼻样皮疹、汗毛增多、色素沉着。可伴发瘙痒、灼热等不适症状。女性患者在面部还常出现"激素依赖"现象，即涂用激素期间似乎一切"太平无事"，一旦停用，就像"火山爆发"一样重现原先皮疹及不适症状，苦不堪言。而对这种"激素依赖"现象的处理亦相当棘手。总之，外用激素制剂必须慎用，切忌乱用、滥用！

目前有哪些非激素类的外用药及免疫调节药可供选用？

前面我们已对外用糖皮质激素类药物作了充分讨论，了解了它们的长处和短处。由于它们本身存在许多难以避免的弱点，大大限制了它们的应用。近几年来，有不少非激素类的外用抗炎药物及免疫调节药应运而生，既可消炎止痒又可镇痛，且不会引起像糖皮质激素局部外用导致的各种不良反应，为皮炎湿疹类过敏性皮肤病的治疗又增添一种新的手段。目前，临床上已开始应用的药物主要有以下几种。

（1）乙氧苯柳胺乳膏（艾迪特）　本品为国家一类创新药，能抑制多种炎症介质的释放和慢性炎性肉芽组织增生，主要用于慢性湿疹、神经性皮炎、口周皮炎及玫瑰痤疮等。局部外用偶有刺激或过敏反应。

（2）氟芬那酸丁酯乳膏（布特）　本品可维护细胞膜的稳定，阻止胞质内炎症介质释出，并可阻断花生四烯酸生成前列腺素等，后者亦属炎症介质之一，从而达到抗炎、镇痛作用。本品主要用于神经性皮炎、慢性湿疹、带状疱疹及其他一些炎症性皮肤病。局部外用偶有刺激或过敏反应。面部慎用。

（3）丁苯羟酸乳膏（皮炎灵）　具一定消炎、镇痛作用。适应范围和注意点同上。

（4）皮考布洛芬乳膏　具一定消炎、镇痛作用。适应范围和注意点同上。

（5）盐酸多塞平乳膏（普爱宁）　本品局部外用吸收后通过阻断组胺受体发挥抗组胺及其他炎症介质的作用。主要用于皮炎湿疹类过敏性皮肤病及其他一些瘙痒性皮肤病。本品不宜大面积涂搽，亦不宜久用，可能会引起嗜睡、头昏、乏力、口干等不良反应。孕妇、哺乳期妇女及婴幼儿不宜采用。

（6）他克莫司（普特彼）　本品为大环内酯类免疫调节剂。可抑制T淋巴细胞活化，使钙调磷酸化酶失活，从而抑制依赖核因子活化的细胞因子的基因转录，恢复Th1/Th2细胞平衡；抑制朗格汉斯细胞抗原递呈功能；抑制嗜酸粒细胞趋化及组胺的释放等，从而抑制皮肤内的炎症反应。外用治疗具有起效快、疗效持久、耐受性好等特点。主要用于皮炎湿疹类过敏性皮肤病，尤其适用于遗传过敏性湿疹及对糖皮质激素已产生依赖的一些皮炎湿疹患者。常用0.03%或0.1%乳膏制剂。初用时可有一过性灼热或刺痒感。婴幼儿如长期应用应注意毒副反应。

（7）匹美莫司（爱宁达）　本品系大环内酯类免疫调节剂。其药理作用与他克莫司类似，比他克莫司更具亲脂性。适用证及注意事项与他克莫司相同。常用1%乳膏制剂。

皮炎湿疹的外用药很多，该根据哪些原则用药呢？

外用药物疗法在皮炎湿疹治疗中占有非常重要的地位，如应用得当，常起到事半功倍的效果，如应用不当，则不但没有效果，有时反而起到加重病情的不利影响。外用药物疗法对皮炎湿疹的作用实际上是一种症状治疗，就是说在选用药物时主要是根据当时皮疹的具体表现、特征，酌情结合考虑患病部位、范围大小、患者年龄性别、季节等，而不需要着眼于它的发病原因。换句话说，不论由哪一种原因引起的皮炎湿疹，只要皮疹表现一样或相近，考虑的药物是一样的；反之，即使是同一种原因引起的皮炎湿疹，只要皮疹表现不同，选用的药物也常常不同。那么，究竟该如何来根据皮疹的发展阶段、皮疹表现来选用呢？

外用药物通常由一种或几种主药（效用药物）溶解或混合于某些基质（赋形剂）中配制而成。根据临床需要，将它们制作成具有不同性状、作用、适应范围的剂型，如水剂、粉剂、搽（酊）剂、洗剂（水粉剂）、乳剂与乳膏剂、软膏等。

皮炎湿疹的皮疹如呈急性炎症反应表现，出现红斑、丘疹、小水疱时，常采用粉剂或水粉剂（如扑粉、炉甘石洗剂）外涂，每日多次，可起消炎、止痒作用；如皮疹因搔抓、摩擦引起破溃形成糜烂面并有渗液，则需用水溶液（如0.9%氯化钠溶液）湿敷直至渗液停止再改用其他剂型类药物；如皮疹已转变至亚急性炎症阶段，皮疹表现为淡红、暗红色浸润性斑片，上覆多少不等的痂皮，则宜改用乳剂或乳膏类药物，可有助于炎症反应的进一步好转；如因久治不愈，反复发作，皮疹变得浸润肥厚或呈苔藓样改变，干燥、脱屑，则需采用油性乳膏或软膏，其中的主药可选用抗炎作用较强，药物浓度较高的制剂。

在外用药物疗法中除注重药物剂型及效用药物的正确选择外还需注意：①药物的浓度，一般先用低浓度，而后根据患者的耐受情况酌情提高浓度；②药物的性能，如作用强的不宜用于面部及外阴等部位；③皮疹的范围，如面积过大，需注意可能因药物吸收过量引起内脏器官甚至全身性毒副反应；④药物的不良反应，如遇局部刺激性或过敏性反应应立即停药，并及时处理。

湿敷疗法治疗急性皮炎湿疹既有效又安全，秘诀何在？

患有急性皮炎湿疹时主要表现为成片水肿性红斑、丘疹、疱疹，或因搔抓、摩擦等引起成片糜烂、渗液。此刻当务之急是需要消炎、退肿、止痒，维护创面清洁，防止继发细菌感染。而湿敷疗法恰恰能起到这方面的功效。

所谓湿敷疗法就是用药物性水溶液甚至不含任何药物的水浸湿敷料敷贴在创面上。通过这种湿敷方法，使局部皮肤温度降低，毛细血管收缩，炎症性渗出减少，促进局部炎症的消退，从而起到良好的消炎、退肿、止痒作用。通过湿敷还可将创面上不断产生的炎性渗出物吸去，去除创面上已形成的痂皮以及污秽堆积物，起到对创面的清洁保护作用，有利于创伤的修复。有的湿敷水溶液通过含有的抗菌药物或收敛药物发挥一定的杀菌、收敛作用。

可用于湿敷的水溶液种类很多，目前用于皮炎湿疹类皮肤病最多的是0.9%氯化钠溶液（生理盐水）、3%硼酸溶液，有时也可用醋酸铝溶液或复方硫酸铜溶液。如有继发感染，可用0.5%新霉素溶液、0.1%依沙吖啶溶液、0.02%呋喃西林溶液。

湿敷的方法是取6~8层医用纱布浸于待用水溶液中，蘸出后以不滴水为度，敷贴患处，每天2~4次，每次30~60分钟。一般多用冷湿敷。湿敷时需定时加药液，经常保持纱布潮湿。如贴近创面一侧的纱布已沾污，需及时更换，以保持清洁。

正确应用炉甘石洗剂为什么可收到事半功倍的效果？

炉甘石洗剂是皮炎湿疹类瘙痒性皮肤病中最常应用的消炎、止痒药制剂。但是，如果应用不当，效果并不理想，甚至误以为"医生配了如此价格低廉的药怎能治好病？"那么，问题究竟出在哪里？让我们先从炉甘石洗剂本身谈起。炉甘石洗剂（又称水粉剂或混悬剂）是由炉甘石粉（10.0g）、氧化锌（5.0g）、苯酚（1.0g）、甘油（5.0g）、加水（至100.0ml）混合配制而成，成分简单，对皮肤几乎没有刺激。洗剂涂在皮肤上以后其中水分在皮面蒸发同时起到清凉散热作用。通过反复涂搽使皮面降温，局部毛细血管收缩，发挥消炎、止痒功效。而洗剂中炉甘石、氧化锌粉状颗粒在皮面所形成的药膜可起到干燥、收敛、护肤功效。洗剂中的苯酚、甘油分别起到一定止痒、润肤作用。有的为了提高止痒、消炎、去脂、杀虫等功效，还另外加入一定量樟脑、薄荷、硫黄等。

使用炉甘石洗剂必须每天涂搽6~8次或更多，否则起不到上述效果。

使用这种药剂时需要注意：①每次用药前必须先将药瓶充分摇振，以便使药液充分混合均匀；②本药剂不宜用于毛发长、体毛浓密部位，如头皮、腋窝、外阴等；③眼周慎用，避免药液流入眼内引起刺激；④寒冷季节不宜大面积涂搽，以免受凉。

何谓乳剂、乳膏、软膏，各有哪些功效？如何正确应用？

乳剂、乳膏、软膏均为皮肤病治疗中常用的外用药物制剂的剂型。根据病种及治疗目的的不同，再将各种各样的功效药物（主药）加入配制而成供临床应用。必须指出的是每一种外用药物制剂在治疗皮肤病中所发挥的效用，除主药以外，剂型本身的作用同样扮演重要角色。以下将分别介绍乳剂、乳膏及软膏的组成、性能特点、适应范围、用法及注意事项，以便于大家正确选用。

乳剂是指一种或几种液体以细小液滴的形式分散在另一种与之不相混溶的液体中所构成的一种不均相分散体系的乳状制剂。前两种一系亲水性，一系亲脂性，通过加入适当的乳化剂使两者能很好地混溶在一起，形成油、水不分离的乳状液体。根据水性及油性两种液体比例、分散形式不同，乳剂又分为水包油型（O/W，亲水型）及油包水型（W/O，亲脂型）两种。

乳膏是指在乳剂剂型的基质中添加适当的填充剂而配制成的半固体制剂。目前，皮肤科应用的膏体类外用药多用此剂型。亲水型乳膏又称"霜"，亲脂型乳膏又称"脂"。

乳剂、乳膏类剂型主要特点是：①对水和油均有亲和力，与皮肤表面易于相互接触，有利于药效的发挥；②涂搽在皮肤表面上形成的药膜，起到保湿、滋润功效，发挥护肤作用，还可软化创面上形成的痂皮；③涂搽后不会阻碍皮肤表面水分蒸发，从而起到清凉、消炎作用；④易于涂搽，作用温和，舒适感强，亦易于清洗。

乳剂、乳膏剂型适用于各种急性、亚急性或慢性炎症性皮肤病，包括皮炎湿疹类，即使伴有轻度糜烂、渗出的创面亦可涂搽。各种瘙痒性、干燥性皮肤病的治疗亦多采用本类剂型配制的药物。其他如市售的各种护肤保健用品亦多以乳剂或乳膏形式供人们选购。这类剂型使用方便，一般每天2~3次可维持疗效，有的长效药物每天一次即可。

软膏系由一种或几种功效药物与油脂类（如凡士林、羊毛脂）基质混合制成的一种黏稠的膏状制剂。软膏剂型主要特点是：①透皮作用较强，涂搽后形成的封闭性脂膜可增强表皮的水合作用，有利于药物的透入；②可软化痂皮、皮屑，使之易于脱落去除，有利于创面修复；③具有良好的润肤、护肤功效，特别是对干燥、粗糙、增厚、角化、开裂的慢性皮疹防治效果尤佳；④根据治疗目的可加入不同功效药物。

软膏制剂主要适用于慢性皮炎湿疹类皮肤病，特别是有明显浸润肥厚或苔藓样变皮疹表现；各种干燥、角化性皮肤病。特别肥厚的局限性皮疹，还可采用封包疗法。这种剂型所配制的药物，一般每天涂搽2次即可。涂搽后如有局部刺激或过敏反应及时停用。糜烂渗液的急性皮炎湿疹不宜涂搽软膏类药物。

何谓封包疗法？主要适用于哪些情况？

封包疗法主要适用于难治的顽固性慢性湿疹、神经性皮炎、结节性痒疹及寻常型斑块状银屑病等，特别是皮损浸润肥厚、苔藓化显著且范围比较局限者尤为适合。

所谓封包疗法就是先将选定的乳膏或软膏类药物均匀涂搽在待治的皮肤病患处，再用不透气的塑料薄膜（如食品保鲜膜）封包，每天更换一次。有时每天封包8~12小时即移去，每天一次。每次封包时间的长短，封包次数的多少依病情及所用药物性能、浓度而定。

在封包的条件下可使表皮角层的含水量由10%~15%增加到50%，角层内的水合作用得到大大提高。随着表皮内含水量的增加，药物的吸收量也明显增多，从而治疗效果也得到提高。所以，封包疗法不失为治疗少数难治性皮肤病的一种治疗手段。应当注意的是这种方法使药物吸收量大大增加，特别是糖皮质激素类，更容易较早较快地引起皮肤变薄、萎缩、毛细血管扩张性红斑等不良反应；还有，比较容易招致局部皮肤刺激或过敏反应。因此，该方法必须在皮肤科医生指导下采用。

何谓脱敏疗法？主要适用于哪些情况？

对一些患有过敏性疾病患者不论它的起病原因或诱因，采用某种抗过敏药（如抗组胺类药）进行治疗以达到控制或减轻过敏症状。这种并非是针对各个患者本身特殊病因进行的症状治疗可称之为非特异性脱敏疗法。目前临床上对绝大多数过敏性皮肤病及过敏性呼吸道疾病基本上都是采用这种治疗对策。另一种方法是采用已知的常见的过敏原如粉尘螨或各种花粉（这些均为遗传过敏性皮炎、荨麻疹及支气管哮喘等最主要的致敏物质）通过特殊工艺提纯、加工制成口服制剂或注射剂用于遗传过敏性皮炎、湿疹、荨麻疹、过敏性鼻炎、支气管哮喘等过敏性疾病的治疗。其方法原则上是无论是口服制剂抑或是注射剂均应从低浓度、小剂量开始，重复多次应用，浓度或剂量逐步递增直至治疗浓度或治疗剂量维持。通过这样的步骤使受治者体内产生一种封闭性抗体，阻止进入体内的相关致敏原（如粉尘螨或花粉）与机体发生过敏性反应，从而达到控制病情发作。如受治患者发病原因确与所用制剂有关，其治疗效果可能更佳。为预防对制剂的过敏性反应，应用前必须先做过敏原皮肤试验，特别是注射剂。在施行注射法脱敏治疗时，需准备好肾上腺素及糖皮质激素等急救药物，以防可能引起的过敏性休克反应。有过敏性休克发生史和严重心脏病史者不宜接受粉尘螨或花粉的脱敏疗法；肝、肾功能不全者亦应慎用。

皮炎湿疹也可用照光方法治疗吗？

用光线照射方法治疗皮肤病已有80多年历史，特别是近20多年，随着人们对光生物学的认识不断加深以及新型人工光源的陆续问世，光线特别是紫外线光疗法已经成为皮肤科某些皮肤病主要的治疗手段。皮炎湿疹类皮肤病中如遗传过敏性皮炎（湿疹）、脂溢性皮炎、局限性瘙痒症等，甚至于一些发病与紫外线照射有关的光敏性皮肤病如多形性日光疹、日光性荨麻疹、慢性光化性皮炎等也常采用"以毒攻毒"对策，通过反复照射紫外线来提高患者对紫外线的耐受性，从而达到改善病情甚至治愈的目的。

紫外线（波长 200~400nm）可来自日光或人工光源。临床上主要采用人工光源发射的紫外线。紫外线辐射到人体皮肤可产生一系列复杂的光生物学效应。根据产生的生物学效应不同，紫外线又可分为长波（UVA，320~400nm）、中波（UVB，290~320nm）和短波（UVC，200~290nm）。UVA 又被分为 UVA-1（340~400nm）及 UVA-2（320~340nm）。不同波长的紫外线可诱发不同的生物学效应，光线的波长越长，其穿透力越强，而波长越短，能量越强。UVA 可穿透表皮达真皮，作用于血管和其他组织；UVB 主要由表皮吸收，损伤表皮组织；UVC 主要来自日光，但几乎均被大气中的氧气和臭氧层所吸收。

目前临床上主要采用 UVB、窄波 UVB、UVA-1 和补骨脂素光化学疗法（PUVA）等治疗不同皮肤病。这些不同波长的紫外线之所以可用于不同炎症性皮肤病的治疗，主要因为紫外线照射可抑制细胞增生，并可诱导表皮和真皮内浸润的 T 淋巴细胞凋亡，使病变的皮肤恢复正常。紫外线还可诱导产生具有免疫抑制作用的细胞因子，从而起到抗炎和抑制免疫反应作用。在临床上究竟选用哪一种光疗最合适还得由有关的专科医生决定。还有，紫外线光疗对上述皮肤病的治疗也只能起到缓解病情的作用。另外，这种疗法也常常会引起照射区的皮肤红斑、干燥、瘙痒、肤色加深等不良反应，长期照射亦存在诱发皮肤癌的潜在风险。

（王侠生）

常见疾病篇

- ◆ 何谓接触性皮炎?
- ◆ 有哪些原因可引起接触性皮炎?
- ◆ 一些化学物究竟是怎样引起接触性皮炎的?
- ◆ 接触性皮炎有哪些表现?
- ◆ 一旦患上接触性皮炎,该如何处理?
- ◆ ......

接触性皮炎

何谓接触性皮炎？

接触性皮炎是由于皮肤、黏膜接触外界物质后而发生的皮肤炎性反应，是皮肤科中一种多发病、常见病。无论男女老幼都有可能发生这种病。有些人群更容易发病，如新生儿和婴幼儿因皮肤角质层薄、屏障保护功能差，易发生皮炎；女性，特别是在头面部，喜好使用化妆品和美发产品，发病机会较多；家庭主妇和从事护理、理发、保洁、厨师等人手部常因接触化学洗涤剂而发病；工农业生产和各行业劳动者，在工作中由于接触某些有害因子而发病；嗜好玩弄猫、狗者，可患手部接触性皮炎；原有皮肤病又经常使用外用药，使皮肤的屏障受到破坏的人也易发病；具有高度敏感性素质的人发生本病的机会也比平常人为多。

有哪些原因可引起接触性皮炎？

可引起本病的原因很多，有化学性、物理性、生物性，其中又以化学性因素引起的为最多。

（1）衣着、纺织品、皮革和塑料等，其中的染料过敏最多见。如穿涤纶衬衫，有内衬全棉背心时，引起接触性皮炎（除却背心处）；穿尼龙长裤在大腿内侧产生对称性皮炎；尼龙表带引起腕部皮炎（在表接触处无）；呢帽皮革衬里在额部引起带状皮炎；拖鞋、凉鞋在足背引起皮炎。

（2）化妆品包括香料、香脂、染发剂、烫发剂、发水、发油、指甲油、剃须膏、牙膏、防光剂、除臭剂、除汗剂及其乳化剂等，其中又以染发剂和发水引起的皮炎较多。

（3）局部应用药物如新霉素、磺胺、氮芥、甲紫、足叶草脂、碘酒、补骨脂素、维生素A酸、冰片、百部等。

（4）金属及其盐类如无机砷、铍、镉、铬、镍、铜、钴等常可致接触性皮炎。

（5）有机化合物如树脂、橡胶及其合成物。

（6）杀虫剂类。

（7）动物类如蚊、臭虫、跳蚤、蠓类、隐翅虫、水母和桑毛虫、刺毛虫、松毛虫等。

（8）植物类有漆树、无花果、荨麻等。

一些化学物究竟是怎样引起接触性皮炎的?

接触性皮炎的发病机制可分为原发性刺激和变态反应。

原发性刺激指具有强刺激性的物质（如强酸、强碱），不论任何人，只要接触一定的浓度和一定的时间，任何接触部位，都会在一定的时间，几分钟至1~2小时，发生急性皮炎，表现为红肿、丘疹、水疱、大疱甚至坏死。发病的人群可分为高反应性和低反应性，与患者的先天素质及年龄、原有皮肤病和职业接触有关。有时由于长期反复暴露于弱的原发性刺激物，亦可产生原发性刺激性皮炎，如家庭妇女的手部皮炎，因为她们经常使用的洗涤类用品可以损伤皮肤角质层，使角蛋白变性，同时使皮肤保留水分的功能降低，洗涤剂还可以破坏皮肤角质层细胞，使皮肤变得干燥、脱屑，最终导致皮肤的病变。

变态反应性皮炎只在少数人中发生，一般与个人的易感性、物质的致敏力和它在皮肤中的浓度有关，其中最重要的是物质的致敏力，而与接触物的量和浓度有的也有关系。有一定的潜伏期，第一次为4~20天，以后如再次接触相同或相似致敏物，在已经致敏的情况下则仅需1~2天。可同时或先后对几种物质过敏。

接触性皮炎有哪些表现?

起病一般突然急性发作，大多局限在暴露部位。如为原发性刺激，则常在接触后几分钟内即可发病，如及时避免刺激物，可迅速痊愈；如为变态反应性，则发病需4~20天潜伏期，即使脱离了致敏物，仍需1~2周方可消退，且易复发。

皮炎表现轻者可仅有淡红斑和轻微水肿；重者还有丘疹、水疱、甚至大疱；更严重者像烫伤一样，发生大疱性表皮剥脱以至坏死。由原发性刺激引起的，面积只局限于接触部位，边缘鲜明，形态较一致。如接触物的致敏性非常强而患者又具有高度敏感性，皮炎可延至周围皮肤和远处皮肤，重者可泛发全身，并伴有发热等症状。

主觉症状有瘙痒、烧灼感，重者有痛感。多无全身症状。

在痊愈的过程中，先是渗液减少，红肿渐退，继以脱屑，最后皮肤恢复正常或留下暂时性色素沉着。

一旦患上接触性皮炎，该如何处理?

（1）首先祛除病因，避免再接触，这是根本的疗法。如果一时说不清是哪种接触物引起，可进行皮肤斑贴试验甚至行再暴露试验以明确致敏物。

（2）局部清洁，患处用温清水冲洗清洁。

（3）避免再刺激，如用热水烫、肥皂洗、搔抓、用药不当、日晒、饮酒等不良刺激。

（4）对症治疗，根据具体情况给予相应的处理。如皮炎仅有红肿或一些丘疱疹时，可外用单纯洗剂、扑粉，每天5~6次以上。当粉干燥后堆积起来时，应先用清水冲洗掉后再上药。伴有渗液糜烂时，宜用溶液湿敷，无渗液时改用糊剂，皮损干燥无糜烂选用糖皮质激素乳膏和其他安抚止痒剂。

同时酌情口服1~2种抗组胺药。

接触性皮炎可以预防吗？

当明确了接触性皮炎的致敏物后，应千方百计避免再接触。平时不滥用清洁洗涤剂，肥皂宜选用中性或酸性的，用后及时冲洗干净。化妆品应选用不加香料、颜料和其他物质的单纯水包油的乳剂或乳膏。生活中应加强自我保护意识，就可有效预防接触性皮炎的发生。因职业需要，不得不接触某些有害物质时，一定要遵守劳动操作规程；重视个人防护，使机体与有害物质隔开，不使其侵害人体。工人应在上班时换上工作服，必要时戴手套、口罩、帽子、防护眼镜或穿长筒靴，防护衣物必须勤洗，保持清洁。有时可以在暴露部位涂搽无刺激、无特殊气味和颜色、维持时间长、易清洗、防护效果好的皮肤防护剂。接触各种油污、油漆或其他污秽后应立即清洗，宜选用易溶解于水、不伤皮肤、不含粗糙的或刺激性擦除物的理想皮肤清洁剂，下班后应沐浴、更衣。只要时时处处提高防护意识，就可以有效预防接触性皮炎的发生。

（张超英、王侠生）

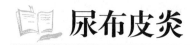 # 尿布皮炎

何谓尿布皮炎？

尿布皮炎是由于受尿布刺激的婴幼儿臀部、外阴、股部等部位发生的红斑、丘疹、丘疱疹或糜烂的皮炎，实际上就是一种特殊的接触性皮炎。

尿布皮炎是尿液引起的吗？

本病的原因比较复杂。首先婴幼儿皮肤薄嫩，保护屏障弱，当接触了质地粗糙，或潮湿，或污染的尿布后，婴幼儿的臀部皮肤受到了刺激，表皮抵抗能力下降，加之长时间与尿液和粪便密切接触，从而引起皮炎。再者，尿布外盖上不透气的橡皮布或塑料布，使尿布不易干燥，或尿布用肥皂和其他消毒剂清洁后未彻底冲洗干净而残留化学物，均能引起刺激发炎。如使用一次性尿布，因接触皮肤表面的尿不湿层为化学制品，部分婴幼儿对其不合适，产生过敏反应，加之包裹又厚又紧，亦可出现皮炎。

尿布皮炎有些什么特殊表现？

皮损发生于尿布接触部位，如臀部、外生殖器、腹股沟等均可被累及，损害初为水肿性红斑片，发亮，分布对称，边缘清晰。若及时发现并做出正确处理，皮损迅即消失，否则继续加重，可发生丘疹、丘疱疹、疱疹、糜烂、渗液甚至溃烂。或时好时坏，反复发作，形成慢性病程。如有继发

感染，还可化脓，产生组织坏死和溃疡。如婴幼儿抵抗力差可继发皮肤念珠菌病，表现为尿布接触部位大片不规则红斑片，上面有浸软的白色膜状物或脱屑，周围可有散在的斑丘疹、水疱或丘疱疹。

一旦发生尿布皮炎该怎样处理？

祛除发病原因，这是根本疗法。换去粗糙、潮湿、污染的尿布，局部温清水冲洗干净，如皮损只有红斑或一些丘疱疹，可外用炉甘石洗剂或单纯扑粉，每天搽5~6次，皮肤上堆积的干粉，需用清水冲掉后再继续用药。伴有较多渗液糜烂时，需用3%硼酸溶液进行湿敷。如有感染时，则可用抗菌溶液湿敷。待皮损收敛后，可选择糊剂外搽，如皮损已干燥，可涂糖皮质激素乳膏或其他安抚止痒制剂。此外，可酌情口服抗组胺药物抑制皮肤炎症。

尿布皮炎可以预防吗？

婴幼儿皮肤细嫩易受刺激，应当选用吸水性好、质地细软、透气的全棉尿布。勤换尿布，保持尿布干燥、清洁，大小便后及时冲洗臀部、外阴，擦干皮肤后，扑上粉剂或涂上霜剂，换上清洁尿布。清洗尿布选择温和、成分单纯、刺激小的洗涤剂，并漂洗干净。选用一次性尿布应因人而异，挑选适合婴幼儿的，并及时更换。一旦发现红斑出现，立即更换不洁尿布，祛除病因，局部加以适当的清洁和保护，轻的可不治而愈，稍重的如医治得当亦常可于1~2周后痊愈。当发生轻度红斑虽已注意到但未予重视，或虽已关注但不知道原因何在，仍继续接触不洁尿布，使皮炎不断发展，或由于间断性接触而使皮炎反复发作成慢性。所以，尿布皮炎只要及时发觉，及时采取妥善处理是完全可以预防的。

（张超英、王侠生）

摩擦红斑

何谓摩擦红斑?

本病又称擦烂红斑、间擦疹。摩擦红斑是在皮肤的皱襞部位如腹股沟、臀沟、腋下、颈前等由于温暖、潮湿、相互摩擦等刺激引起的皮肤炎症。好发于肥胖者和婴幼儿。特别是在夏季炎热潮湿、多汗情况下比较容易发生。

摩擦红斑是因摩擦引起的吗?

本病的发生的确和摩擦因素有关,但它并不是唯一因素。实际上还得先有一些特别的环境因素,包括自身的以及周围外界的,前者主要是皮肤天然皱襞部位的相对皮肤表面,该处皮肤角质层细薄、娇嫩,再因气温升高、湿度增加,或因出汗增多、散热不良,或因衣物粗糙、透气不畅等原因的刺激,使局部皮肤毛细血管扩张充血而致病。在肥胖患者皱襞处皮肤的摩擦更重,角质层受损更明显;婴幼儿皮肤更薄嫩,故而更容易发生摩擦红斑。处于上述特殊环境下,皮肤受到摩擦是本病发生的主要诱因和加重因素。

摩擦红斑有些什么特殊表现?

本病好发于容易摩擦或污秽排出物(如尿液、白带)容易滞积的皮肤天然皱襞部位,如颈部、腋窝、乳房下、脐周、腹股沟、关节屈面、肛门周围、指和趾缝处,特别在肥胖者更显然。婴幼儿则多发生于颈部和肛周。

皮肤损害开始为局限性鲜红色或暗红色斑片，呈水肿性，边界清楚。若及时正确处理，红斑可很快消退，否则炎症继续加重，可出现丘疹、水疱，以至糜烂渗出，严重者还可发展成溃疡。如皮损时好时坏，反复发作，会继发细菌、真菌感染，产生脓疱和脓液。患者感觉瘙痒、灼热，重者有疼痛感。

摩擦红斑应注意和哪些皮肤病加以区别？

（1）湿疹　皮损对称，不局限于皱襞部位，患处可见红斑、丘疹、水疱等多种皮疹，渗出明显，常无明显的边缘。瘙痒多剧烈。病程慢性，易复发。这些表现与摩擦红斑不同，可资鉴别。

（2）念珠菌皮炎　也好发于颈部、腋窝、外阴、腹股沟等皱襞部位，有时颇似摩擦红斑；但红斑周围常有散在的、平顶而圆形的针头大小的丘疹，表面常有环状白色鳞屑。作真菌直接检查，可见到致病真菌的菌丝和芽孢。

一旦发生摩擦红斑该如何处理？

在早期红斑阶段，多用单纯扑粉。如瘙痒明显可用樟脑扑粉，每日扑多次，以保持局部干燥。避免热水烫、肥皂洗，避免搔抓，不选用药效强的软膏。

当皮损已有糜烂或渗液较多时，可用硼酸溶液湿敷，每日3~4次，待渗液减少时，改用乳膏、糊剂外搽。如继发细菌或真菌感染应及时选用敏感抗生素或抗真菌药物，多外用即可。瘙痒明显时，酌情口服抗组胺药。

擦烂红斑可以预防，居住和工作场所应当通风，避免过热、过潮。平时衣裤宜宽松透气，勤换洗内衣。经常保持皮肤皱襞部位的清洁与干燥，最简便的方法是常用清水清洗，干毛巾轻拭后，扑上扑粉。在夏季婴幼儿睡觉时，应予多翻身。

（张超英、王侠生）

复发性面部皮炎

什么叫复发性面部皮炎？

复发性面部皮炎主要是指好发于中青年女性颜面部且发病原因不太清楚有复发倾向的一种皮肤炎症。

本病多见于春、秋季节，以20~40岁女性易患。皮疹常在不知不觉中发生，常从眼睑周围开始，逐渐向前额、两侧颧颊部、耳部发展，严重的可累及整个面部，甚至颈部、上胸V形区也可发生。皮疹主要表现为成片轻度水肿性红斑，表面可附着细小糠状皮屑，或有散在小的红色丘疹出现。可伴轻度瘙痒或干绷感。通常1周左右即可消退。但以后又可再发。病程中可反复发作。病久者可留有轻度色素沉着。

引起本病的原因尚不太清楚，可能是多种外界环境因素与患者体内的某些因素交互作用的结果，即不同患者其致病的诱发因素可能不同。有研究认为外因当中与化妆品的应用、空气中飘浮的各种花粉、废气、化学物或尘埃的接触，以及日光的照射和气温的变化等都可能有关。内因当中可能包括自主神经功能失调、消化功能障碍，在女性患者或许还可能有某些性腺内分泌调节功能紊乱等。

一旦患上复发性面部皮炎该怎么办？

一旦患上这种皮炎，首先要求你切勿"病急乱投医"，也不要随意乱搽药。首先应到正规医院皮肤科就诊接受治疗。

自己注意尽量避免过多日晒，停用一切可能加剧皮炎的化妆品，尽可能少用洁面乳、香皂洗脸。

饮食宜清淡，忌食辛辣食品，忌饮酒。

皮疹局部用生理盐水或纯净水作冷湿敷，可收到良好的消炎、止痒效果。酌情短期外搽温和的糖皮质激素或非激素类的乳膏、涂剂等。如伴明显瘙痒可内服1~2种抗组胺类药物。

（方丽华、王侠生）

化妆品皮炎

何谓化妆品皮炎？它有哪些特殊类型和表现？

在谈及化妆品皮炎之前，先介绍一下化妆品究竟指的是哪些？国际上将化妆品总的分为两大类：一类是为护肤护发用品，属于基础化妆品；另一类为美容化妆品。我国按照化妆品使用情况将化妆品分为5类：①护肤用品，包括洁肤用品、化妆水、膏霜类、奶液、面膜等；②美容用品，包括粉底霜、唇膏、胭脂、眉目用品、指甲用品、香粉等；③发用品，包括烫发液、染发剂、洗发液等；④洗涤用品，包括肥皂、洗衣粉、洗涤液等；⑤口腔用品。人们以涂搽、喷洒、洗涤以及其他方式将化妆品涂布于体表相关部位以达到清洁、消除异味、护肤、美容和修饰等目的。

所谓化妆品皮炎就是指人们在日常生活中由于使用化妆品而引起的接触性皮炎。这是所有与使用化妆品有关的皮肤病中最为多见的一种类型，也是对罹患的广大消费者身心健康影响最大的一种化妆品皮肤病。化妆品皮炎的表现和一般接触性皮炎基本相同，从轻度红斑、丘疹到重度红肿、起疱、糜烂、渗出都可能出现。在皮炎类型中少数还和光线照射（主要是紫外线）有关，即在涂搽化妆品后必须再经光照才会引起皮炎反应，属光敏性接触皮炎。唯化妆品皮炎包括光敏性皮炎绝大多数仅发生在面部，少数可发生在头皮或其他使用化妆品部位。另外，本病症主要见于中青年女性。

除了上述皮炎类型外，还可表现为粉刺样型和色素沉着型。粉刺样类型也好发于中青年女性，特别是油性皮肤的人更容易发生这种皮疹类型。

其皮疹酷似"青春痘"，但皮疹多发生于面中部、口周，以白头粉刺居多。色素沉着类型多见于长期搽用某些膏霜类化妆品中年女性。大多数先有过化妆品皮炎反复发作史，而后皮肤逐渐变黑，少数也可没有明显皮炎发生史。色素沉着多发生于前额、颧颊、眼眶及耳前区。灰黑、棕黄或棕黑色，呈大小不一片状，边界模糊不清。

除以上三种主要皮肤反应类型外，少数人也可发生口唇、眼睛、毛发、指（趾）甲损害。

引起化妆品皮炎的原因有哪些？

要确认由化妆品引起的皮肤病症，有时有一定难度。据统计，约有半数患者或医师未能觉察出化妆品是皮肤病的发病原因。特别是如果想要搞清楚一种化妆品中哪种组分为致病因素则更为困难。因为，现今在国产化妆品产品介绍中多数未能提供比较详细的配方。

总的来说，化妆品皮肤病中各种不同类型，其发生的致病因素不同，即使同一种类型，其致病因素亦不尽相同，这是一个非常复杂的问题。就以皮炎型皮疹来说，显然与化妆品里某些原料成分有关，诸如香料、颜料、油脂、乳化剂、表面活性剂、防腐剂以及多种填充剂等，使用者只要对其中一种成分过敏，就可能引起皮肤不良反应。值得提出的是对一些具有过敏性体质或敏感皮肤的人，即使选用的是名牌或高质量的化妆品，也照例可能产生皮肤过敏反应。所以，不能认为凡是可引起皮肤过敏反应的都是产品质量问题。但另一方面，确实有不少化妆品皮炎的发生与产品质量有关。有些企业在生产条件较差、技术力量薄弱的情况下，生产了一些质量不过关的化妆品投入市场。更有甚者，有些不法厂商采用以次充好手法生产一些质量低劣化妆品，而且还打着名牌旗号推向市场，致使不少消费者在健康上、精神上及经济上蒙受不应有的伤害。

上面已经提到皮炎型的致病因素主要和化妆品中的某些香精、香料、颜料、劣质油脂及乳化剂等有关，添加的某些防晒剂有时亦可成为皮肤致敏物，这点常被人们所忽视。粉刺样型皮炎的发生主要和油性面霜有关，一些护肤霜中高分子油脂类物质刺激皮脂毛囊上皮细胞可使其过早角化，再加上因毛孔的堵塞影响皮脂排泄，从而导致粉刺的形成，特别是对于原已存在油性皮肤的年轻人则更容易促发本型皮疹。色素沉着型的发生可能主要和化妆品中的某些颜料、香料有关，少数和所含劣质油脂有关。日光特别是紫外线的照射亦常常起到促发作用。

化妆品也会引起眼睛、口唇、毛发和甲伤害吗？

随着社会经济的发展，人们对美的要求越来越高，开始更多地关注自己的仪表容貌，除护肤、美肤外也关注美化自己的眼睛、口唇、毛发和指（趾）甲等。毫无疑问，用于这些特殊部位的美容用品、毛发用品照例可引起多种多样的损害，以下将分别简单介绍。

（1）眼睛 常见的致病原因是眼线笔与睫毛油（膏）。眼线笔在睑缘睫毛根部画线形成的线状弧形薄膜，遇汗液或泪水易于脱落，这种脱落的薄膜碎片如落进眼内，则可引起异物感、流泪、结膜充血、发炎。睫毛油（膏）和使用的脱膜剂也可能因使用不当误入眼内引起同样反应。

（2）口唇 因涂搽唇膏（口红）、唇线笔可引起唇红部红肿、水疱、糜烂等急性黏膜炎症反应。发病后如及时停用上述用品当可很快痊愈，若继续使用，则可发展为唇部干燥、裂纹、脱屑等慢性黏膜炎症，又疼又痒，苦不堪言。

（3）毛发 可能引起毛发损伤的主要是冷烫液和染发剂，少数与洗发用品有关。这类发用品都呈碱性，具有去脂作用，如经常使用，可致头发干燥、失去光泽，弹性减退，容易折断。除毛发本身受损，少数人还可招致不同程度的头皮皮肤炎症反应。

（4）指（趾）甲 少数指甲油可引起甲板损伤，主要和其中的有机溶剂有关。还有，甲油脱膜剂，由于其中的有机溶剂（占90%以上）可以溶解和去除甲油涂膜层，同时也会除去甲板中的油脂和水分，致使甲板失去光泽、变脆，引起甲板分离、开裂、断裂等。

用什么方法可以验证化妆品是否会致敏？

平时我们经常会遇到某人用了某种品牌的化妆品后引起皮肤过敏，但这种仅凭他（她）的"一面之词"，有时并不可靠，为了查清他（她）是否确实对该品牌化妆品过敏，我们可以通过皮肤斑贴试验的方法解决。但这种试验结果仅能反映出他（她）对该化妆品成品过敏，仍无法知道他（她）究竟对其中哪种成分过敏。如果生产厂家能将产品的配方（组成成分）明确提供出来，我们就可以进一步通过采用皮肤斑贴试验的方法查出该产品对他（她）产生致敏的"罪魁祸首"了。

皮肤斑贴试验是通过皮肤敷贴的方法来检测受试者对某种或某些化学物是否具有接触性过敏的病因诊断方法。

试验是在受试者的前臂屈面或背部脊柱两侧正常皮肤上进行。如膏霜、乳液等直接取成品做试验；染发剂、冷烫液、洗涤剂等则需要稀释至一定浓度再作试验。如果是配方原料，亦需先配制成适当浓度供试验。采用市售的标准化斑贴试验材料（包括试盘、滤纸、胶带）将受试产品或原料物质分别敷贴在受试部位的皮肤上。敷贴24~48小时后移去受试物，分别于移后30分钟、24小时及48小时观察反应。如果在受试区出水肿性红斑、丘疹、水疱等现象则为阳性反应，提示受试者对该受试物过敏。

应当指出的是这种试验只适用于过敏性接触性皮炎型致敏原因的检测，而不适用于其他类型化妆品皮肤病的病因检测。此外，本试验方法应当由有一定经验的皮肤科医师施行，否则难以得到比较准确的结果。

另一种比较简便的寻找致敏化妆品的方法，称为产品激发使用试验：将使用者提供的化妆品，按上述斑试要求将受试物配制成适当浓度，涂布在前臂屈面、肘窝或耳后近发际区，每天2次，连续1周，观察有无反应。

如何合理选用化妆品？

这是一个看似简单，实则颇有一定难度的问题。一般可从以下4个方面考虑。

（1）根据皮肤类型和特点选用　皮肤可分为油性、干性、中性及敏感性等几种。

油性皮肤：面部皮肤油亮、毛孔粗大呈橘皮样，这些是油性皮肤的特征。油性皮肤不宜选用油质丰富的化妆品，宜选用含油脂少的洁肤型护肤化妆品。

干性皮肤：皮肤细密、毛孔不露、白嫩洁净甚至干燥、少有光泽为干性皮肤特征。干性皮肤宜选用含油脂较多的护肤、营养型化妆品。

中性皮肤：皮肤既不油腻也不干燥。对此型皮肤一般不需过多关注护肤问题，可视季节、气候变化酌情选用合适护肤用品。

敏感性皮肤：具有过敏体质者的皮肤往往对外周环境中的多种化学性、物理性或生物性因素均比较敏感或不易耐受，特别是对化妆品中的香料、颜料、染料等较易引起各种不良反应。因此，应尽量选用不含香料、颜料、染料、防腐剂的化妆品，成分越简单越好。

（2）根据化妆品种类、用途选用　化妆品的品牌繁多，性能可能各有特点，因此，在选购时必须了解清楚它们的特点，特别是有过对某种化妆品过敏的人，留心尽可能避免选用同样品牌产品。

（3）根据地区、季节与气候条件选用　如在温湿多雨的春夏季，尽可能不化妆，即使要化妆，也只能用些亲水性乳剂。春夏季节需经常在室外活动或旅游者，可选用一些含防晒剂的化妆品。在秋冬季节，皮肤常变得干燥、粗糙，面部皮肤易起皱，手足皮肤易皲裂，这时宜选用富含油脂的护肤、营养性乳膏，如一些由硅油、尿素、尿囊素配制的药用性皮肤用品，其护肤效果则更佳。

（4）根据年龄特点选用　严格地讲，不同年龄的人对化妆品的需求不同。目前市场上凡是未特别指明使用对象的化妆品，实际上都是供成人使用的。可供儿童特别是婴幼儿使用的主要是一些有特别标示专供儿童使用的护肤洁肤品，而很多属于美容、美发用品均不宜用于儿童。老年人应选用带油性的护肤、营养类化妆品，少用碱性洁肤品。

如何识别伪劣、变质化妆品？

伪劣或变质的化妆品，不仅损害了消费者的经济利益，而且会直接影响到使用者的身心健康，甚至给使用者的容貌带来难以弥补的伤害。因此，如何识别伪劣、变质的化妆品对广大消费者来说就显得特别重要了。我们建议你在选购化妆品时必须注意以下几点。

（1）注意包装标签　我国《化妆品卫生监督条例》明确规定：化妆品标签上应当注明产品名称、厂名、生产企业卫生许可证编号；小包装或者说明书上应注明生产日期和有效使用期限。特殊用途的化妆品，应注明批准文号。对可能引起不良反应的产品，应注明用法和注意事项。化妆品标签或说明书上不得注有"适应证"和"疗效"。

（2）注意生产日期　生产日期与有效期限密切相关，有的仅有后者没有前者，是一些不法厂商惯用的蒙混消费者手法，使你无从判断该产品究竟存放了多久，是否已经过期。

（3）注意有效使用期限（保质期）　按规定在保质期内，产品质量不应发生任何改变，若超过保质期，由于受到各种环境因素影响，极易发生变质，失去其使用价值。

（4）注意有无生产企业卫生许可证编号　有了卫生许可证编号的产品表明该企业已经通过卫生审核，符合一定的生产卫生要求，为合法产品。

（5）注意化妆品的外观　一个质量好的化妆品在外观上必须使人看了赏心悦目，其色泽和香型在感官上符合各自要求。

（6）注意化妆品有无变质　变质化妆品在外观上可出现以下几种表现：出现气泡和异味，常因微生物发酵所致；出现与本身不相一致的色泽，常由污染的微生物产生的色素所致；化妆品表面出现霉斑或菌落；出现酸性腐败，由污染微生物产生的有机酸所致；膏体变稀、出水、分层，由于乳化相受到破坏，出现油、水分离现象；出现干缩现象，由于存放时间过长所致；外包装有破损、渗漏或见有锈斑、涂料剥脱等。

（方丽华、王侠生）

日光皮炎

什么叫日光皮炎？它有多少种？

因日光或其他光线照射而在皮肤上引起的各种病变统称为日光皮炎，多由于机体遭受过于强烈的光能作用所致或因机体自身对光线的耐受性低下而引起。

临床上所谓的"日光皮炎"多种多样，但其究竟包括哪些疾病呢？通常按照日光皮炎可能的发病机制可归纳为以下五类。①日光所致的急性和慢性皮肤损伤反应：如晒斑、晒黑、光老化、光化性肉芽肿、光化性弹力纤维病、日光角化病等。②发病机制尚未明确的特发性光敏性皮肤病：如多形性日光疹、青少年春季疹、光化性痒疹、痘疮样水疱病、日光性荨麻疹、慢性光化性皮炎等。③有外源性光敏物参与的化学物诱发的光敏性皮肤病：如光毒性、光变应性接触性皮炎，光毒性、光变应性药物反应，植物日光性皮炎，蔬菜日光性皮炎，泥螺日光性皮炎等。

晒斑是怎样引起的？

晒斑是正常皮肤受到日光过度照射后产生的一种急性光毒性反应，即为日常生活中所谓的"日晒伤"，它主要表现为于暴晒处发生红斑、水肿，甚至水疱。其反应的程度常与光线的强度、照射的时间和范围、环境因素、肤色深浅、种族和个体差异有关。晒斑常发生于春末夏初皮肤被晒黑之前。淡肤色人种、儿童和妇女易发病。长期室内工作缺乏暴露于日光下机会的人，突然参加较久的室外活动或日光浴后容易发病。反之，如果人们常受日晒，皮色变深，对日光的防御能力增强，即使遭受较强的日晒也往往不易发病。

引起本病的作用光谱，即晒斑光谱是紫外线中波长为290~320nm的部分，即中波紫外线（UVB）。晒斑光谱除了通过日光直射于皮肤外，约一半是通过大气层散射而来的，因此，即使在雾天也可发生晒斑。晒斑光谱的直射接受量取决于季节、纬度和光照时间，一般以上午10时到下午2时最强；散射量与周围环境很有关系，新鲜雪反射约85%，砂约20%，当日光于90度入射角时水面反射几乎达100%。因此，雪地勘探或水面作业者发病亦较多。

本病红斑的产生反映了紫外线对皮肤急性损伤。皮肤遭受紫外线辐射后最早出现的变化是真皮血管的扩张。另一方面，皮肤细胞中的蛋白质和核酸吸收紫外线后产生一系列复杂的光生物化学反应，生成和释放包括前列腺素、组胺、血清素、激肽和一氧化氮等致红斑炎症的各种化学介质，这些物质弥散入真皮，最终引起血管扩张、细胞浸润等炎症反应。研究表明前列腺素 E_2 是引起皮肤疼痛和晒斑反应的重要的炎症介质，可能是由于紫外线照射可促使花生四烯酸到前列腺素的生物合成，当皮内注入前列腺素，可激发炎症表现，抗前列腺素制剂如吲哚美辛可有助于减轻症状；但是完全阻断紫外线照射诱导生成的前列腺素仅可抑制30%的晒斑反应。氮氧化物也在晒伤早期起重要作用。维生素C和E作为自由基清除剂在紫外线照射前至少1周起开始口服可减轻晒斑反应。

晒斑有哪些特殊的表现？

红斑和皮肤灼痛是晒斑的最突出表现，于暴露强烈日光后迅速发生，一般在30分钟至十余小时之内，程度取决于曝光的强度和患者自身对日光的防御能力。皮损局限在曝光部位，在面部以鼻部和两颊最为明显，鼻子下方、下颚和上眼睑等光保护部位则常不受累；在四肢和躯干部，穿着的衣物可在受到日晒和未受日晒的部位间形成清晰的边界。

皮损为鲜红色至猩红色斑，水肿明显，严重者可形成水疱，疱壁紧张，内容为澄清的淡黄色浆液；自觉烧灼感或灼痛，触之疼痛更为明显，严重者甚至连衣服或床单与之接触也难以忍受，常影响睡眠。皮损在24小时达到高峰，并可持续至72小时。红斑渐变为暗红色或红褐色，脱屑，逐渐消退，遗留褐色色素沉着。症状轻者2~3天内痊愈。弥漫性水肿伴皮肤绷紧样肿胀（特别是腕、踝和面部）常持续数天，继之糠皮样脱屑，一般于7~10天多可恢复。

个别患者可伴发眼睑红肿、结膜充血。如体表大面积晒伤还可引起一系列全身症状，如寒战、发热、头痛、恶心、心悸，甚至谵妄或休克。

急性晒伤也可作为一种激发因素，促使单纯疱疹、红斑狼疮、迟发性皮肤卟啉病、日光性荨麻疹、多形性日光疹、多形红斑、白癜风、毛细血管扩张症和日射病的发生、复发或加剧。

一旦发生晒斑该如何处理？

一旦发生晒斑，主要采取局部外用药物疗法，以消炎、安抚、止痛为原则。一般可采取冷湿敷或外搽炉甘石洗剂即可，严重者，局部用冰牛奶湿敷可起到明显的缓解作用，一般每隔2~3小时湿敷20分钟直到急性症状消退。也可外用2.5%吲哚美辛溶液，可明显减轻局部红斑和疼痛，但不宜大面积使用。外用麻醉剂如苯唑卡因仅能暂时缓解疼痛且容易引起过敏，因此并不推荐使用。在日晒后6小时内服用抑制前列腺素合成的药物如阿司匹林或吲哚美辛可减轻晒伤反应。严重的广泛性晒斑或有全身症状者口服抗组胺类药物和少量镇静剂，并给予补液及其他对症处理。目前没有确切的证据表明维生素C和维生素E以及系统应用或外用糖皮质激素对晒斑的治疗有益。

晒斑是100%可预防的，预防措施远比治疗更为重要。经常参加室外活动，使皮色逐渐加深，以不断增强皮肤对光线的耐受性，是预防本病发生的关键。对日光耐受性较差的人（如浅肤色人和未晒黑的人），可采取逐渐暴露于日光下或日光浴的方法。应建立正确的日光防护习惯，包括采取合理的避光措施和使用遮光剂等。最好避免在上午10时到下午2时日光照射强烈的时段外出。外出时应撑伞、戴宽边帽、穿长袖衣服，并在暴露部位皮肤使用遮光剂。遮光剂一般应于曝光前15~20分钟涂抹，在强烈的日光下建议使用SPF值大于或等于30的遮光剂。

多形性日光疹是怎样引起的？

多形性日光疹是一种临床上较常见的、原因不明的、获得性光敏性皮肤病。发病有明显季节性，常随地区（光照的时间及季节不同）而有差异，一般于春夏季加重，秋冬季缓解或消退。发病年龄主要在30岁以下，女性发病率高于男性2~3倍。

日光是绝大多数患者发病的最直接因素，但对日光的敏感性个体差别很大。产生本病的作用光谱主要为长波紫外线（UVA），也有部分患者为中波紫外线（UVB）或UVA+UVB，但可见光不引起多形性日光疹。据研究，在作用光谱下，患者常表现有异常的反应如红斑阈的降低，暴露于最小红斑量即可产生红斑、丘疹或水疱。

多形性日光疹的发病机制尚不明，遗传因素、内分泌改变、代谢异常及免疫反应均可能参与发病。国外学者常强调遗传因素，有研究表明5%~20%的成年北欧白人有多形性日光疹的病史，10%~50%的患者有家族史。但根据我国的统计，本病在我国多属散发，遗传因素在其中的作用很小。因此，我们认为遗传因素在本病中的作用可能与种族有关。本病女性好发，且部分妇女发病与口服避孕药和妊娠有关，提示内分泌因素的参与。对本病活动期患者的检查发现血中锌、铜降低，锰增高，已知这些微量元素参与DNA损伤的切除、修复过程，是否本病中存在着日光对DNA损伤的修复障碍，尚有待研究。本病的发生为具有一定潜伏期的迟发性反应，其皮损的形态学特征和组织学特征均与迟发性变态反应相似，且患者的表皮细胞在照射紫外线后其刺激外周血单核细胞增殖的能力显著增高，提示本病的皮损是针对紫外线改变的皮肤抗原产生的免疫反应所致。

结合发病和日光暴露的直接关系，推测本病的发病机制可能是：光线照射诱发某些皮肤分子改变而产生的光代谢物触发的细胞免疫反应。

多形性日光疹有哪些特殊表现？

多形性日光疹反复发作于光暴露部位，呈急性间歇性发病，表现为皮肤对光线照射的迟发性敏感反应。皮损呈多形性，但在每个患者身上皮疹形态常固定不变。女性及皮肤白皙者比较容易发病。

皮损好发于春季和夏初，继日晒后发出成群瘙痒性损害，潜伏期为2小时到5天，最常见为数小时到1天。若不再暴露则在数天之内可逐渐消退。损害见于曝光皮肤的任何部位，

受累部位按发生频率的高低，依次为颈前的V形区、前臂伸侧和手背、上肢、面部、肩胛、股和下肢。颇有特征的是，在皮损处邻近同样暴露的皮肤区域常完全正常而不受累，故多呈小片状而不融合。皮疹表现有多种类型，常见为小丘疹型和丘疱疹型（各约占1/3），以后可发生湿疹样、苔藓样变；其次为痒疹型；也可见红斑水肿型；其他尚有水疱型、风团型、多形红斑型、斑块型及紫癜型等。对每一患者而言，一般以单一形态为主，且在每次发作中于同样部位保持同样损害类型。偶可见到有几种不同损害类型混合存在，但少见有转型者。

病程长短不一，有明显的季节性发病，除非雪地反射日光，冬天罕见发病。一般反复发作数月乃至数十年，季节性可变得不显著，皮损范围扩大，且可波及非暴露区，表现为急性间歇性发病。但多数患者随着时间的延长，对光线敏感性会逐渐降低，症状也见减轻，此种耐受力与表皮角质层的增厚、晒黑和老化有关。皮损瘙痒明显，日晒后反复发作加剧，影响面容和正常的生活工作，但愈后无明显色素沉着和疤痕。一般无全身症状。

如何判断多形性日光疹？它和晒斑有何不同？

本病单依靠临床表现不易诊断，病史有重要的诊断价值。必须仔细询问病史，询问要点包括发病年龄、皮疹发生与日光照射的间隔时间、皮疹的持续时间、自觉症状、有无季节性发作、职业和日常活动、可能的化学接触物、局部或系统应用的药物、对日晒反应的过去史和家族史等。

光生物学试验是重要的诊断依据，可帮助判断光敏性的有无和敏感程度。本病患者最小红斑量测定呈异常反应，表现为红斑反应高峰出现时间较晚（正常人为12~24小时，患者常为48小时以后）；红斑反应强度常高于同等剂量照射的正常人；红斑反应持续时间久（正常人3~5天，患者常持续至8天以上）；红斑反应开始消退时红斑表面出现丘疹。光激发试验对确诊本病有重要价值，因为有些患者在就诊时并无皮损存在，如能在实验室再现皮损即光激发试验阳性即可诊断本病，并且可以确定作用光谱。本病患者光斑贴试验为阴性，借此可与光变应性接触性皮炎和慢性光化性皮炎相鉴别。

根据以往对光敏性皮肤病的临床研究，确有一些原先诊断为多形性日光疹的"典型"患者，在以后的随访过程中发现有免疫学的异常、光敏物的存在、卟啉的阳性以及特征性的病理象等，因而分别改诊为亚急性皮肤型红斑狼疮、外源性光敏性皮炎、慢性光化性皮炎和卟啉病等。因此，对本病的诊断应十分强调"排除诊断法"，必要时借助光生物学试验、实验室检查（ANA、Ro、La、血尿卟啉）及病理活检进行鉴别诊断。

根据皮疹发生与日光的明确关系，明显的季节性，再结合临床上在日晒后迟发的局限暴露部位的呈小片状分布的典型瘙痒性损害，光激发试验阳性，必要时活检组织显示真皮血管周围浸润，且必须排除其他发生于暴露部位的炎症性或光敏性皮肤病后方可诊断多形性日光疹。

多形性日光疹与晒斑的发病均与日晒有明确的关系，那在临床上该如何区别呢？虽然这两种疾病都常见于春末夏初，且皮疹均局限在光暴露部位，但两者在发病机制和临床特点等各个方面均有显著的不同。多形性日光疹的作用光谱通常为UVA，只有那些在作用光谱下表现为红斑阈降低的人才会成为患者，在仅暴露于最小红斑量的照射后即可发病；晒斑的作用光谱为UVB，任何人在遭受过度的日晒后均会发病。在皮损特点和临床症状方面，多形性日光疹的基本损害多为丘疹或丘疱疹等湿疹样改变，呈小片状互不融合的分布，瘙痒明显，一般无全身症状；而晒斑的基本损害为红斑、水肿或水疱，呈弥漫性分布，边界常清楚，自觉症状为疼痛和触痛，严重者尚可伴有发热、头痛等全身不适。在皮疹出现与日晒的间隔时间方面，多形性日光疹的皮疹多于日晒后2小时到5天内出现；而晒斑于暴露强烈日光后迅速发生，一般在30分钟至十余小时之内。多形性日光疹患者最小红斑量测定有异常，光激发试验可为阳性；而晒斑患者的光生物学试验均正常。此外，多形性日光疹呈急性间歇性发病、反复发作的病程；而晒斑为一过性急性反应性疾病。

一旦患上多形性日光疹该如何处理？

一旦患上多形性日光疹，患者应接受正确的有关疾患的科普教育，了解本病的病程、性质、防治原则，并掌握一定的光防护技巧。基本原则是在发病季节限制和尽可能避免日晒。使用广谱遮光剂是有效保护患者、控制症状、预防复发的重要措施。在发病季节前需让皮肤适当的逐步增加日晒量以提高耐受力而使发生皮疹的机会减少，可通过经常参加室外活动（但应避免强烈日晒）或进行短时间的日光浴来实现。

严重的患者可采用预防性的紫外线光疗，一般使用小剂量PUVA或UVB疗法，于好发季节前开始治疗，逐渐增加照射剂量以提高患者对紫外线的耐受性。光疗预防性治疗本病的机制为引起角质层增厚和皮肤黑素增加导致皮肤对紫外线的防御能力增强，此外，也可能有免疫机制的参与。

系统用药包括口服抗疟药（氯喹、羟氯喹）、沙利度胺、硫唑嘌呤、糖皮质激素、β胡萝卜素、烟酰胺等。一般病例常可服用维生素B$_6$和烟酰胺片，后者大剂量（0.9~1.2g/d）口服对较重病例也可见效。β胡萝卜素口服仅对小部分患者有效，其疗效尚有争议。症状明显、反复发作者多使用羟氯喹，初剂量每天2次，每次200mg，2~4周后即可减量至每天200mg维持，对丘疹型效果较明显，病期较长、苔藓样皮损明显者则较差。对氨基苯甲酸（PABA）口服，每天3次，每次300mg，连续6周以上，总有效率可达80%以上，且无明显不良反应。沙利度胺开始每天200mg，病情改善后减至最小有效量。对于极其严重的患者且对PUVA等其他治疗无效时可口服硫唑嘌呤，每天75~150mg，连续3个月可明显改善临床症状和光敏现象。上述用药均需在皮肤科专科医师指导下采用。

在外用药物治疗方面按皮损类型对症处理。需注意避免使用焦油类等潜在光敏物质。一般以单纯糖皮质激素制剂较好。

慢性光化性皮炎是怎样引起的？

慢性光化性皮炎（CAD）包括一组对紫外线照射极度敏感的慢性复发性皮肤病，历史上曾有过多种不同的疾病名称：持久性光反应、光敏性湿疹、光化性网状细胞增生病和光敏性皮炎/光化性网状细胞增生病综合征等，实际上均属于慢性光化性皮炎的范畴，它们之间的区别仅在于组织病理学的变化差异以及在发病初期是否明确有外来变应原的参与。因此，从20世纪90年代起已基本趋向明确，将上述疾病统一称为慢性光化性皮炎，以便于诊断和进一步理解本病。

目前，慢性光化性皮炎患者对光线敏感的确切机制尚未明了，但是有证据表明本病可能是对一种内源性光变应原所致的皮肤迟发性超敏反应（DTH）。其依据如下。①临床上损害类似于变应性接触性皮炎，属于细胞介导的超敏反应表现。②组织表现也符合变应性接触性皮炎：从皮炎期直至光化性网状细胞增生期，组织学的演变也从慢性接触性皮炎的病理进展到淋巴瘤样接触性皮炎（假性淋巴瘤），并提示是在持续性抗原刺激下的重度病变。③免疫表型研究：本病损害中真皮浸润的特征主要由T细胞组成，并可见白细胞的向表皮性。病程早期以$CD4^+$为主，晚期则以$CD8^+$为主，炎症细胞浸润的动力学也与DTH反应相一致；④其他如黏附分子（ICAM-1）、细胞因子（IL-1）的研究也支持为DTH反应。

本病病变中致DTH反应的变应原尚未阐明，但可肯定的是一种光线诱发的内源性抗原。这种在紫外线作用下改变了的自身蛋白质具有抗原性，其产生有以下几种假设。①引起本病的作用光谱与正常人产生晒斑的作用光谱UVB相似，其色基均为皮肤细胞的DNA。紫外线作用下DNA的损伤，导致其结构改变，产生了光敏性；②继接触性皮炎和光接触性皮炎之后，少量外源性变应原或光变应原的持久存在于皮肤，它们与人体白蛋白结合促使其组氨酸的氧化，可使具有弱抗原性；③体内代谢异常等原因致色氨酸代谢产物犬尿喹啉酸的生成增多，这是一种内源性光变应原，可导致组氨酸的光毒性氧化反应。

本病的促发因素包括较高的日光暴露累积量、存在接触性变应原及服用光敏性药物等。室外工作和活动者，特别是园艺爱好者较常累及，可能与较高的日光暴露累积量和较多的接触变应原有关。接触变应性是本病的一个重要促发因素。某些患者有一先前的内源性湿疹病史。约75%的患者伴有接触性皮炎，只有12%患者既不伴接触性或光接触性变应性也不伴有湿疹素质。但大多数病例是在进行光试验确诊本病后，于同时进行的斑贴试验才发现有多种接触变应性的存在。常见的变应原是：菊科植物浸出液、香料复合物、氯仿、金属和橡胶，偶见有环氧树脂、磷酸倍半萜硫、药物、防腐剂和赋形基质。本病也见于发生在服用有潜在光敏感性药物如氢氯噻嗪的中老年患者中。近年来有文献报告本病与人类免疫缺陷病毒（HIV）感染者相伴，且多先于艾滋病（AIDS）相关疾病发生。

慢性光化性皮炎有哪些特殊表现？

本病多见于中老年男性；男性发病者占90%左右，40岁以内发病者罕见，早发者一般均为原有过敏素质如慢性湿疹或特应性皮炎患者中。家族成员发病者未见有报告。发病具有地理性差异，高发生率大多见于居住在较温暖气候地区者。大部分患者为白种人，黑人和黄种人也有报告。

多数患者在明确诊断前往往已有数月到数年的"过敏性皮炎或湿疹"的病史，如接触性皮炎，光敏性接触性皮炎，光敏性药物性皮炎或是类似于晒斑、多形性日光疹等的急性光敏反应表现。虽然病情常是由日光暴露后诱发或加剧，但与紫外线的相关性常不能被患者所提及，特别是在发病早期。这可能是因为皮疹可在日晒之后数小时甚至数天才出现，表现为迟发性；且疾病虽然一般在春季加剧，但也可持续到冬季；另外，皮损虽然以暴露部位为主，但严重者也可泛发全身，且常因伴有多次接触性皮炎而使病情复杂化。

典型病例皮损好发于面、颈和手背等处的曝光区域，面部损害以前额和两侧的颧颞部为主，颈前V区、颈侧和颈后皮损的下限在衣领边缘显示一清楚的界限，手背部以桡侧虎口处尤甚。男性患者头顶部稀发区累及也为其特征。而在头发密集的遮盖区、眉弓下、耳垂后、颏下区以及皮肤皱折和指蹼处则多不累及而可见正常皮肤。这些分布特征是早期识别本病的重要线索。严重光敏性患者，皮疹可波及到覆盖区，累及全身，甚至可发展成红皮病。

在本病的发作加剧期，损害表现为弥漫性鲜红色水肿性斑疹，或呈散在小片状红色丘疱疹和轻度渗出的湿疹性损害。继之浸润增厚、呈苔藓样丘疹和斑块，或是表面附少许鳞屑、痂皮的暗红到棕黑色的浸润斑。这种浸润性丘疹具有一定的特征性，一般为绿豆到黄豆大，扁平肥厚有浸润感，常数个散在分布于一处，也可增大集聚成数厘米大的斑块，因搔抓刺激可呈苔藓样变和表皮剥蚀。较严重的患者，浸润性丘疹和斑块可发展成类似于皮肤淋巴瘤。病程中皮损区有时可发生色素沉着或色素减退。眉毛和头发出现稀疏脱落。面部损害可呈狮面状。

本病病程慢性，初期可于初春或初秋时节发作加剧，反复发作后皮损常终年不愈。

慢性光化性皮炎应和哪些皮肤病相区别?

目前慢性光化性皮炎公认的诊断标准有三条。①临床方面:皮损为持久性皮炎或湿疹性皮疹,可伴有浸润性丘疹和斑块,在避免光敏物后仍持续3个月以上;主要见于曝光区皮肤,或可扩展到覆盖区,偶呈红皮病。②光生物学试验:覆盖区皮肤进行最小红斑量测定,患者对中波紫外线(UVB)异常敏感,也常对长波紫外线(UVA)甚或可见光均敏感;光激发试验和光斑贴试验可阳性。③组织学检查:呈亚急性或慢性炎症改变,常类似于慢性湿疹,或呈假性淋巴瘤的组织表现。

本病在临床上主要应与下列疾病相鉴别。

(1)一般的皮炎湿疹类疾病 特别是对日常生活和职业环境相关的接触变应原或是空气媒介的变应原为主要诱发因素的皮炎或湿疹,以及光线加剧的异位性皮炎或脂溢性湿疹等。往往经常发作、日久不愈,易与本病混淆。但是这些疾病一般无明确的光敏史;皮损的分布是在暴露部位或是在接触暴露部位;最小红斑量测定呈正常反应。

(2)暂时性光反应 指外源性光敏性接触性皮炎和光敏性药疹等,在避免和停服相关光敏物后的数周内仍有光敏反应,但之后大多可逐渐好转痊愈,不存在持久性光反应。患者在这段时间内最小红斑量测定显示对UVA可有异常敏感,但对UVB的敏感性通常是正常的,光斑贴试验可呈阳性。

(3)多形性日光疹 在发作频繁时可类似本病表现,部分患者最小红斑量测定显示对UVA和(或)UVB也有敏感,给诊断造成一定困难。根据多形性日光疹常有较明确的光敏史,发病有较明显的季节性和波动性,病程呈急性间歇性发作而非慢性持久性表现,多见于中青年女性,斑贴试验和光斑贴试验均阴性,可与慢性光化性皮炎相鉴别。

(4)皮肤T细胞淋巴瘤 在临床和组织学上偶可与严重的慢性光化性皮炎相混淆,红皮病型慢性光化性皮炎患者的周围血有时可查见Sezary细胞。但通过电镜和图像分析可鉴别本病的反应性细胞与Sezary综合征中的恶性淋巴细胞。光试验在后者一般为阴性,若有异常也属轻度而与疾病的严重程度不相符。进一步可测循环淋巴细胞CD4⁺和CD8⁺比例。前者中特别是严重型者以CD8⁺为主，而在后者中则以CD4⁺为主。

在临床工作中，对于疑似患者应当详细地询问病史，包括皮损的发生发展与日光和其他光线暴露的关系、同时存在的接触性和光接触性敏感史和湿疹史；同时进行仔细地体检，应特别注意察看皮损的分布特征是在光暴露部位而不是一般的暴露部位；此外，必须在专门的研究中心进行可靠的光生物学试验，包括最小红斑量测定和光斑贴试验；这样才能正确诊断慢性光化性皮炎。光生物学测定对于本病的诊断与鉴别诊断具有特别重要的意义。

一旦患上慢性光化性皮炎该采取哪些对策？

慢性光化性皮炎为一种慢性持久性疾病，虽经正确处理可发生临床改善，但光试验异常可以依然存在。因此，一旦患上慢性光化性皮炎，采取必要的预防措施甚至比治疗措施占据更重要的地位。防治前提是建立准确、全面的诊断：应进行光试验明确作用光谱，进行光斑贴试验及斑贴试验寻找相关的光敏物和接触性变应原。

应对本病的患者进行相关疾病科普知识教育，包括告知光敏感的存在、教授正确的光防护措施、告诫患者避免接触和服用各种含有光敏物的用品和药物等。部分病情严重和反复发作加剧的患者，由于疾病的折磨和长期不能外出，可出现程度不一的心理沮丧，需要同时的心理治疗，帮助其树立信心，告知有部分患者在发病数年后光敏感的状况会逐渐减轻甚至可以痊愈。

采取全面的光防护措施是关键。①活动调整：尽可能减少户外活动，特别是在光照强度大的上午10点至下午2点间避免日晒，在室外尽量呆在背阳面。②服饰改变：外出应戴宽檐帽、撑遮阳伞、穿长袖衣裤和手套，可见光过敏者穿深色衣服。③环境光保护：UVA、可见光敏感者居住的房屋和汽车的窗户应使用滤光膜，照明用日光灯敏感者应只使用普通白炽灯，严重患者需调动工作和生活环境。④外用遮光剂：应选用日光保护指数高（SPF>30）、遮光谱宽的遮光剂，反射光线的物理性遮光剂无刺激和敏感性，要优于吸收光线的化学性遮光剂，特别是在有接触过敏的患者中；目前无阻挡可见光的遮光剂，大分子颗粒和重复涂抹二氧化钛可有一定帮助。

应尽可能明确和设法避免种种可能存在的致敏原。与慢性光化性皮炎起病有关的光敏物有：卤代水杨酰苯胺、葵子麝香。常见的光变应原包括：化学性遮光剂（对氨基苯甲酸及其衍生物、苯甲酮）、部分香料（葵子麝香、呋喃香豆素）、杀菌剂（卤代水杨酰苯胺、吩噻嗪类）、部分药物（非甾体类抗炎药、磺胺类、噻嗪类利尿药、精神科药物、抗心律失常药、抗组胺类药等）；接触变应原，如菊科植物中的倍半萜烯内酯、松香、橡胶、某些金属、香料等，可加重CAD的症状。

本病的局部治疗包括：经常使用润肤剂，如液状石蜡混合物、乳化软膏及水溶性霜剂；外用含糖皮质激素的制剂，进行期使用超强效或强效制剂，稳定期选用中效或弱效制剂；外用免疫抑制剂他克莫司及吡美莫司可显著改善患者皮损，疗效优于弱效至中效的糖皮质激素，且不良反应少，安全性更高，较适合面部皮损。

系统治疗包括以下几点。①降低光敏性的维生素：烟酰胺、维生素B族有一定效果，单用大剂量烟酰胺1.2~1.5g/d对部分患者有良效，β胡萝卜素疗效一般。②抗组胺制剂，可配合其他药物辅助治疗。③糖皮质激素：短期使用，泼尼松30~50mg/d×2周，以控制急性加重。④免疫抑制剂：硫唑嘌呤是国外治疗CAD最常用的药物，可用于反复发作者，常用剂量为100~150mg/d，但起效较慢，通常需要6~8周，不良反应为骨髓抑制，长期应用可继发鳞状细胞癌；中药雷公藤制剂起效相对较快，3~4周，最常见的不良反应为胃肠道刺激症状，长期使用可致生殖抑制、白细胞减少、肝肾功能损害；环孢素A适用于对其他免疫抑制剂无效的患者，2.5~5.0mg/（kg·d），具有起效快，耐受性好的优点，但后续作用不长，需长期服用，费用大，不良反应主要为肾损害，有继发淋巴瘤的报告。⑤羟氯喹：疗效尚存争议，200~400mg/d，不良反应最主要为视网膜病变，安全累积量为

100g，累积量达到200g后应进行详细全面的眼科检查。⑥沙利度胺：对顽固病例，尤其痒疹型皮损有良效，150~300mg/d服用数周，待控制后减量维持2~3个月。⑦其他尚有文献报告达那唑、霉酚酸酯（骁悉）及干扰素–α治疗有效的个例。

难治病例在病情缓解期应用紫外线光疗可通过提高患者对日光的耐受性以阻止疾病的发作。可选择窄谱UVB（TL–01）、宽波UVA或PUVA疗法。光疗开始的时间应选择在病情缓解期、好发季节前1~2个月进行，治疗开始时应联合使用激素。

植物日光性皮炎是怎样引起的？

植物日光性皮炎是指植物中所含的光敏物通过空气媒介或直接接触后到达皮肤，经日光照射后引起的以光毒性反应为主要表现的皮肤病变。许多植物中含有光毒性的化学成分，常见有以下9种。①伞形科：香菜、芹菜、莳萝、茴香、欧防风。②芸香科：柑橘、柠檬、佛手、酸橙。③菊科：野菊、黄花蒿、欧蓍草。④桑科：无花果。⑤豆科：紫云英。⑥十字花科：油菜、芥菜。⑦藜科：灰菜、甜菜。⑧牧草。⑨真菌类：木耳、香菇。

植物中所含的最常见和最重要的光敏物为呋喃并香豆素。其中可致光敏反应的线性香豆素主要存在于伞形科、芸香科、桑科和豆科植物中，其活性成分为补骨脂素、5-MOP（甲氧基补骨脂素）、8-MOP和TMP（三甲基补骨脂素）；菊科植物中的光敏物已知为倍半萜烯内酯。通过直接或间接途径接触这些植物后即等于在皮肤外用了光敏剂，当暴露于日光后可引起光敏性皮炎，其作用光谱为UVA和可见光。

除了上述两个必要条件（植物中的光敏物及光线照射）外，发病情况尚与机体情况密切相关。一般而言，白种人肤色浅者更易发生。湿热天气以及潮湿的皮肤可促使植物中的光敏物和光线透皮吸收而成为易发因素。发病季节与植物生长季节（春夏季）相一致。

植物日光性皮炎有哪些特殊表现？

植物日光性皮炎的突出特点是皮肤上出现类似于线条状等奇特形状的红斑和水疱并遗留显著的色素沉着。患者常有在春夏季节户外活动时接触植物的病史。

典型表现为曝光部位的晒伤样红斑、水肿、水疱、大疱、血疱、瘀斑，伴灼痛感，消退后遗留的色素沉着可持续数月之久。某些患者可仅表现为皮肤条纹状的色素沉着而无任何红斑或水疱的确切病史。大面积发生者可伴头晕、乏力、发热等全身症状。补骨脂素引起的光毒性接触性皮炎通常发生于曝光后24~48小时，呈延迟性发病。

发生植物日光性皮炎该怎样处理？

应避免接触含有光敏成分的植物，接触之后应尽量避免日晒。可口服维生素如烟酰胺、维生素C等以及抗组胺类药；严重者可应用糖皮质激素，如口服泼尼松每日3次，每次10mg。局部治疗同接触性皮炎，在急性皮炎的阶段可按照急性变应性接触性皮炎的治疗原则每日2次外用中强效糖皮质激素。色素沉着很难处理，如果有严重影响美容的部位受累时可使用漂白霜剂。

外搽防晒剂可以预防日光皮炎吗？该如何正确选购市售各种防晒剂？

外搽防晒乳剂、乳膏或涂剂可以阻断或减少到达皮肤的紫外线辐射，因此，是预防日光皮炎发作的有效手段。防晒霜主要是通过制剂中所含的遮光剂成分发挥其防晒效果的。遮光剂可分为物理性遮光剂和化学性遮光剂两大类。物理性遮光剂可反射或散射照射至皮肤表面的所有紫外线波段和可见光，同时还起到物理性屏障作用；常用的有二氧化钛、氧化锌等，这些物理性防晒物质的颗粒越细，其散射、折射光的作用越强，防晒效果越好。物理性遮光剂的优点为广谱、安全、不易引起过敏，但具有美容性差、不易涂抹的缺点。化学性遮光剂具有吸收紫外线的作用，根据其吸收光谱的不同可分为UVB、UVA和宽谱吸收剂。常用的UVB吸收剂有对氨基苯甲酸（PABA）及其衍生物、肉桂酸酯类、水杨酸酯类等；常用的UVA吸收剂有甲氧基肉桂酸辛酯、丁基甲氧基二苯甲酰甲烷等；宽谱吸收剂可同时吸收UVB和UVA，主要有二苯甲酮及氨基苯甲酸盐。化学性遮光剂的优点在于易于涂抹，但是部分成分可能引起接触性过敏反应。

在选购市售防晒剂之前应首先了解评价防晒剂遮光效果的两大指标：SPF和PA值。SPF即日光保护指数，它反映了防晒用品防护UVB的能力，是根据皮肤的最小红斑量（MED）来确定的，SPF=使用遮光剂皮肤的MED/未经任何保护皮肤的MED，以数值表示。PA为UVA保护指数，用于表示防晒产品防护UVA的能力，是根据UVA引起皮肤持续晒黑的最低剂量（MPD）来确定的，以等级显示，目前市售防晒剂采用的评价标准可分为：PA+（有效）、PA++（相当有效）、PA+++（非常有效）3种。

日光皮炎的患者在选购防晒剂时建议选用SPF不小于30、PA++~+++的广谱的防晒产品。此外，还应注意产品的光稳定性、安全性（无毒性和变应性）、防水性及涂抹的舒适性等问题。数种遮光剂的混合制剂的效果常更好，如PABA、二甲基辛酯和二苯甲酮、二羟基丙酮和萘醌等，其遮光范围提高且有较好的抗水洗作用。慢性光化性皮炎的患者常伴有多种物质的接触过敏，因此，建议选用不易致敏的物理性遮光剂。

如何正确使用防晒剂？

在临床工作中，经常会遇到患者抱怨使用的防晒剂达不到理想的防晒效果，其实正确的使用方法是确保防晒剂发挥其正常防晒功效的关键。首先，防晒剂的使用量需达到一定的标准，一般不应少于$2mg/cm^2$。根据研究，按照人们常规涂抹护肤品的习惯，涂抹量仅为$0.5{\sim}1mg/cm^2$。而实际上，再高SPF值的防晒剂，如果涂抹量仅为$0.5mg/cm^2$，其实际的SPF值不可能超过3。因此，在涂抹防晒剂时，至少按照常规的涂抹习惯重复涂抹两次才有可能达到其所标示的防晒效果。其次，防晒剂于涂抹后15~30分钟才开始起效，因此宜在外出前20分钟均匀涂于暴露部位皮肤。此外，由于出汗、皮肤吸收等因素，防晒剂的保护作用一般于涂抹2~3小时后就减弱了，因此每隔2~3小时应重复涂抹以保证防晒剂持续发挥功效。无论使用的防晒剂是否具有防水功能，运动和摩擦均会破坏防晒保护膜，所以在运动或游泳上岸后应当及时重复涂抹。

（马莉、王侠生）

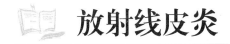 # 放射线皮炎

放射线皮炎是怎样引起的？

放射线皮炎又称皮肤放射性损伤，是指由于各种类型的电离辐射（包括 α 射线、β 射线、γ 射线、X 射线、微粒子波和电磁波等）引起皮肤及其附属器的任何肉眼可见的早期及晚期病变。可分为急性放射线皮炎、慢性放射线皮炎及晚期皮肤放射线损伤所致的并发症三组。

各种类型的电离辐射均可使皮肤产生不同程度的反应，其中特别是 α 射线、β 射线、γ 射线和X射线，以及电子、核子和质子的放射。它们对生物组织损伤的基本病变是一致的，即细胞核的DNA吸收了辐射能，导致可逆或不可逆的DNA合成和细胞分化两方面的影响，由此引起细胞基因信息的变更及发生突变。由于这些基本病变而引起了一系列皮肤反应和损伤，表现为可逆性的毛发脱落、皮肤炎症、色素沉着以及不可逆的皮肤萎缩，皮脂腺、汗腺的毁灭和永久性的毛发缺失，以致放射性坏死，继之形成溃疡。

小剂量辐射对皮肤的影响一般是隐匿和蓄积性的。放射线皮炎的程度和过程决定于以下三种因素：①辐射的类型不同，其相对生物学效应也有差异；②照射剂量以及其体积量和时间量的分布，即照射体积越小，剂量分次的时间越短，组织对照射的耐受量也越小；③受照射部位皮肤细胞的敏感性：一般老年人皮肤、苍白皮肤、皱襞皮肤的敏感性较强，当受刺激如摩擦或压力、细菌或真菌感染、各种局部治疗、紫外线照射等可增强皮

肤对射线的敏感性，内源性因素如糖尿病、肥胖和周围血管病变也可增加敏感性，躯干皮肤比面部皮肤较易发生毛细血管扩张形成的反应。

急性放射线皮炎有哪些特殊的临床表现？一旦发生该如何处理？

急性放射线皮炎为皮肤暴露于一次或短时间（数天）内多次大剂量电离辐射后引起的强烈的反应，此种反应多见于恶性肿瘤放射治疗及发生放射意外事故后。主要临床表现和预后因射线种类、照射剂量、剂量率、射线能量、受照部位、受照面积和身体情况等而异。

一般对表皮细胞的损伤最初仅表现为细胞增殖的减少，若超过阈剂量（30~200kV的X射线为800R），局部可出现暂时性炎症反应，表现为红斑和水肿，随放射剂量的增加，由干性皮炎（红斑）进展到渗出性反应（起疱和糜烂），甚或溃疡，色素沉着发生于数天到数周之后，可持续数月到数年。这种早期反应与热灼伤相似，常称之为放射性烧伤，可分为三度。Ⅰ度：仅见红斑，于毛囊口更为显著，水肿常轻微，于暴露后6天左右出现，12天左右达高峰，以后1~2周消退。毛发脱落见于暴露后约3周，可或不可再生。Ⅱ度：红斑、水肿和水疱均显著，继之形成表浅糜烂面。脱发均为永久性，病期长短不一。Ⅲ度：累及真皮深部或皮下组织，进展形成腐肉及坏死性溃疡，需数周或数月始愈，甚或为永久性。急性放射线皮炎的主要症状因疾病的严重程度而异。Ⅰ度仅轻度瘙痒或灼热感，Ⅱ度常伴明显灼痛，若有坏死，则引起疼痛。

一旦发生急性放射线皮炎应立即脱离辐射源或防止被照区皮肤再次受到照射或刺激。疑有放射性核素沾染皮肤时应及时予以洗消去污处理。对危及生命的损害（如休克、外伤和大出血），应首先给以抢救处理。皮肤处理原则同热烧伤，即保护皮肤，避免受外界刺激，避免日晒或原发性刺激，如肥皂、浓度较高的外用药及外伤等。对于干性皮炎，可用扑粉和振荡洗剂；渗出性反应可用含收敛剂和抗菌剂的溶液微温湿敷，如醋酸铝或硼酸溶液，当渗出反应高峰过去，则可涂用20％甲紫或含抗生素和糖皮质激素的乳膏及止痛剂，亦可用獾油、冰片蛋清或冰片蛋白油外涂。若有溃疡，需广泛切除，继之用皮瓣全层植皮。当皮肤损伤面积较大、较深时，不论是否合并全身外照射，均应卧床休息，给予全身治疗。具体措施包括加强营养、给予高蛋白和富含维生素及微量元素的饮食和药物，注意水、电解质和酸碱平衡，必要时可输入新鲜血液，应用有效的抗生素防治感染，疼痛严重时给予镇静止痛药物，尚可根据病情需要使用各种蛋白水解酶抑制剂、自由基清除剂和增加机体免疫功能的药物，如超氧化物歧化酶（SOD）、甲2-巨球蛋白（α2M）、丙种球蛋白制剂等。如合并内污染时，应使用络合剂促排。

慢性放射线皮炎有哪些特殊的临床表现？一旦发生该如何处理？

慢性放射线皮炎可以由急性放射线皮肤反应迁延而来或可由多次小剂量射线反复照射（长期反复暴露于亚红斑量）的蓄积量所致，其间潜伏期从数月到数十年不等，最常见于长期接触电离辐射的放射工作人员，也可因某种皮肤病反复进行放射治疗以及因诊断需要反复多次进行放射学检查所引起。

慢性放射线皮炎的临床表现具特征性，通常在潜伏期之后缓慢隐匿地进展，初仅表现为皮肤变薄、干燥、无毛、平滑而有闪光，继以毛细血管扩张以及不同程度的色素沉着和色素减退性斑点，此即为萎缩之表现。因此，本病实际上不是一个炎症过程，严格地讲应称之为放射萎缩或放射性皮肤异色病。以后可伴溃疡形成，疣状角化过度及皮下纤维化，甲脆裂伴典型的纵嵴和裂开出血，指尖缘变扁平，生长迟钝，毛发脆、干且稀疏。根据损伤程度可分为三度。Ⅰ度：皮肤色素沉着或脱失、粗糙，指甲灰暗或纵嵴色条甲。Ⅱ度：皮肤角化过度。皲裂或萎缩变薄，毛细血管扩张，指甲增厚变形。Ⅲ度：坏死溃疡，角质突起，指端角化融合，肌腱挛缩，关节变形，功能障碍（具备其中一项即可）。上述皮损严重程度不一，可长期十分稳定甚或终身保持不变；也可反复加剧，产生一种或多种并发症。

职业性放射性工作人员一旦患上慢性放射线皮炎，对于Ⅰ度患者，应妥善保护局部皮肤避免外伤及过量照射，并作长期观察；Ⅱ度损伤者，应视皮肤损伤面积的大小和轻重程度，减少射线接触或脱离放射性工作，并给予积极治疗；Ⅲ度损伤者，应脱离放射性工作，并及时给予局部和全身治疗。

本病多采取局部保守治疗，Ⅰ～Ⅱ度皮损可使用油性乳剂（20%鱼肝油软膏或88%鱼肝油和12%白蜡配成的软膏）或含有尿素的乳膏、软膏保护皮肤并软化角化组织。有时可用局部温和的理疗及按摩等以减轻主觉疼痛和不适。Ⅲ度损伤早期或伴有小面积溃疡，短期内局部可使用维斯克溶液或含有超氧化物歧化酶（SOD）、表皮生长因子（EGF）、锌的抗生素类乳膏、软膏，并配合用甲2-巨球蛋白制剂，能促使创面加速愈合。严重者必须密切观察严密随访，局部避免任何外加刺激，对经久不愈的溃疡或严重的皮肤组织增生或萎缩性病变，应尽早手术扩大切除治疗。

晚期皮肤放射线损伤有哪些特殊的临床表现？一旦发生该如何处理？

晚期皮肤放射线损伤所致的并发症是指在电离辐射所致皮肤放射性损害的基础上发生恶变、坏死性溃疡等继发性改变。晚期放射线皮炎严重的后果为继发癌变。据统计，其发生率10%~29%不等，估计可能更高。这是由于体细胞的非致死性突变所引起的。通常是在反复小剂量X线照射之后发生的，如发生于放射科医生局限于手指的皮肤癌及患者用X线治疗痤疮和寻常狼疮而发生的面部皮肤癌，同时也可在慢性增厚的角化过度性皮损及长期的放射性溃疡之上发生。照射与癌发生之间的潜伏期从4~40年不等，平均为7~12年，其发生率随时间延长而有所增加。恶变最常见者为基底细胞癌，其次为鳞癌，其他尚有Bowen病、肉瘤、假肉瘤、骨肉瘤、恶性黑素瘤等。坏死性溃疡可在严重急性反应（如发生红斑，继之大疱形成）之后或在照射之后数年发生；也可在晚期放射线皮炎暴露于极冷环境、过度日晒、单纯疱疹感染和其他直接创伤（如眼镜架的长期摩擦和压迫）后所促发。溃疡的特点是：边缘鲜明，当痂皮脱落后基底清洁，极度疼痛，有时呈持续性痛，随溃疡大小、深度及其周围组织纤维化的程度不同，自发性痊愈常需数周到数月或更久，且所产生的疤痕组织常易再次崩溃，严重者溃疡顽固而持久，难以愈合。其他并发症包括在皮肤癌放射治疗后出现的良性自愈性假上皮瘤性肉芽肿性损害，又或在眼睑癌放射治疗后引起的眼睑结膜白斑等。

一旦出现上述晚期的放射性皮肤损伤，坏死区引起的溃疡需用湿敷清洗，及时处理继发的细菌、真菌感染，一旦感染控制，宜将溃疡连同放射性损伤的周围区域一并切除，并用皮瓣或分层皮片移植。恶变前期的角化过度性损害可用5-Fu软膏外涂，并密切随访，或用冷冻法、电干燥法破坏，或手术切除。已癌变者，应尽早外科根治。

（马莉、王侠生）

虫咬皮炎

哪些虫子可以引起虫咬皮炎？

引起虫咬皮炎的大部分是昆虫类，昆虫属于节肢动物，其种类多达百万以上，但能引起皮肤损害的主要是节肢动物门的昆虫纲及蛛形纲，其次为多足纲中的蜈蚣和蚰蜒。属于昆虫纲的昆虫在自然界中分布最广，约有100万种，占自然界的77.4%。昆虫的主要特征是虫体有明显的分节，分头、胸、腹三部分，头上有1对触角，身体上有3对足，腹部也有明显的分节。它们的发育过程大部分经卵、幼虫、蛹、成虫四个阶段。而引起皮炎的昆虫主要有以下几种。①鳞翅目：如蝴蝶、飞蛾。②双翅目：如蚊子、白蛉、苍蝇等。③鞘翅目：如隐翅虫、芫菁等甲虫。④膜翅目：如蜂、蚁。⑤虱目：如虱子。⑥蚤目：如跳蚤、潜蚤等。⑦有吻目：如臭虫等。除昆虫外，蜈蚣、蜘蛛、蝎子等也会伤害皮肤，引起皮炎。

虫子是怎么引起皮炎的？

以上所述许多昆虫可以引起皮炎，那它们是怎样致病的呢？在这方面，它们可是有着十八般兵器，不过比较常见的致病方式有以下几种。①叮咬：昆虫用锐利的空心口器刺入人体皮肤，然后把它们当作吸管吸吮人体血液，在吸血的同时可将体内的毒液或唾液带入人体皮肤，从而引起各种皮肤损害和症状，这类昆虫常见的有蚊子、虱子、跳蚤、臭虫等。②蜇伤：昆虫或节肢动物利用尾部的毒刺或螯肢刺、螯或咬伤人体皮肤，将体内的毒素注入人体。蜜蜂、马蜂等蜂类，蚂蚁，蝎子，蜈蚣，毒蜘蛛等都是采用这种方式。③毒毛刺激：松毛虫、桑毛虫、茶毛虫、刺毛虫等各种毛虫是以虫体表面的毒毛或者刺毛刺伤皮肤后引起皮肤发炎。④直接侵入人体：节肢动物的幼虫或成虫可以在人体内寄生或临时寄生，如蝇蛆、疥螨等；隐翅虫飞落在皮肤上如被拍打致死，其虫体内的毒液直接引起皮炎。

虫咬皮炎有哪些特殊表现？

毛虫皮炎是由于毛虫的毒毛或刺毛刺伤皮肤后由其毒液引起的瘙痒性、炎症性皮肤病。常见的致病毛虫有桑毛虫、松毛虫和刺毛虫。桑毛虫为桑毒蛾的幼虫，身上200~300万根毒毛，它们含有激肽、酯酶以及其他多肽等多种成分；松毛虫是松蛾的幼虫，每条虫约有1万根毒毛，里面含有棕黄色黏稠的毒液，活虫与死虫的毒毛都能使皮肤致病；刺毛虫的毒液里含斑蝥素。毛虫的毒毛非常容易脱落，随风飘扬，吹到人体上或晾晒的衣服上，刺入皮肤，毒毛内的毒液会对皮肤产生强烈的刺激作用，引起皮炎。

毛虫皮炎好发于每年的5~10月份，在干燥、大风季节特别容易流行，因为大风会把毒毛吹到很远的地方。在桑树、马尾松、柳树上及各种果园里毛虫都比较多，人们在野外作业活动，或在树荫下休息乘凉时很容易沾上毒毛并产生皮炎。得了毛虫皮炎一般先有剧烈瘙痒，随后身上出现绿豆至黄豆大小的水肿性红斑、丘疹，呈淡红或红色，中央常有一较针头略大的黑色或深红色点，这往往是毒毛刺伤的地方；有的患者会在丘疹上面出现一个小水疱（叫丘疹疱），或风疹块样的疹子。皮疹可从几个、数十个、数百个不等，常成批出现，分布于颈、肩、上胸部及四肢屈侧。自觉剧痒，夜间入睡前尤其剧烈，毛虫皮炎一般要1周左右的时间才能消退，如果反复接触毒毛或经常搔抓，病程可长达2~3周。

凡因螨虫叮咬而引起的皮炎统称螨虫皮炎。螨虫种类繁多，这里仅介绍由虱螨、粉螨等引起的皮炎，因该病多发生在秋收季节接触谷物的农民，所以又称为谷痒症，俗称"大麦痒""稻草痒""杂货痒""蒲螨皮炎"等。

由于这一类螨虫都寄生于农作物、面粉、杂货商品上及软体昆虫的幼虫身上摄取营养，因此，本病多发生于经常接触农作物和其制品的农民、搬运工人、制粉工人，常睡草垫的人也会发生皮炎，往往集体发生。由于螨虫皮炎多见于农村，特别是秋收季节，故认为是农村常见的多发病之一。

螨的种类很多，估计全世界有50万种以上，能引起皮炎的螨虫并不太多，在我国常见有如下两种。①蒲螨科（虱螨科）类，是寄生昆虫体内或体外的小形螨，有时也寄生于人、畜身上。这些螨虫极小，肉眼一般是看不到的。皮肤科常见的虱状蒲螨长约0.2mm，呈土黄色，雌虫稍大一些，可以用肉眼看见；每个雌虫可产50~300个小螨，其中仅4%为雄虫，留在雌螨的生殖孔旁，等待和以后孵出的雌螨交配。雌螨活跃，刚出生即寻找宿主，所以只是雌螨对人有害。除寄生于蝶蛾幼虫和其他昆虫体上外，它们也存在于堆放麦稻、杂草堆里，人如果接触杂草、谷物就会被叮咬，但虫体不能长期在人体上生活。②粉螨科（粉螨恙虫科）是肉眼刚能看见的白色小形螨，除栖居于草堆谷物处外，也存在于粮食面粉或种子里，它们以各种有机物为食。皮肤科常见的是粗足粉螨和腐食酪螨，以腐烂的食物和面粉为食，常在夜间叮咬人。

螨虫皮炎多发生在夏秋温暖潮湿季节，被叮咬后先感局部皮肤瘙痒，尤以夜间更甚，是一种持续性剧痒。局部出现水肿性红斑、丘疹、丘疱疹、风疹块，中央常见有虫咬的瘀点。先发生于身体接触部位或露出部位，以后侵犯到衣服遮住的部位，以颈、躯干多见，其次是上肢，面部和下肢少见，严重者皮疹可以广泛分布到全身各处。可伴有不同程度的全身症状，如发热、头痛、乏力、气喘、腹泻等，1周左右皮疹开始消退，瘙痒减轻，留下色素沉着斑片。常因搔抓而出现抓痕、血痂、湿疹样变，有时在皮炎基础上会发生感染，局部的淋巴结也会肿大，病程因此会拖延很长时间。

一旦发生虫咬皮炎该如何处理？

毛虫皮炎治疗上以尽可能去除毒毛为主，配合止痒、消炎、防止继发感染。可以用透明胶纸或胶布反复数次粘去皮肤上的毒毛。此外，应该及时用肥皂水或碱性溶液冲洗局部以中和毒素。然后局部外搽1%薄荷或樟脑炉甘石洗剂，还可用马齿苋捣烂敷于患处，或用鲜棉花桃切开取其果肉捣烂敷于患处，都能消炎止痒。外用含糖皮质激素乳膏，可以收到不错的效果，但是切记避免用热水烫洗。皮损广泛者可同时给予抗组胺类药（如氯苯那敏、酮替芬、氯雷他啶、西替利嗪等）。

螨虫皮炎治疗以局部涂搽消炎止痒药，如1%酚或薄荷炉甘石洗剂、5%樟脑、20%蛇床子、乙醇等。若皮疹广泛炎症显著，可给予抗组胺类药或糖皮质激素，但须在皮肤科医师指导下选用。

虫咬皮炎该如何预防？

对于毛虫皮炎的预防在每年5~10月毛虫盛发季节要消灭成虫，摘除卵块，可用1：800~1：1000的美曲膦酯（敌百虫）喷洒树叶、杂草，但在喷药前要做好个人防护，严禁用手直接摘除，进入林区工作要穿好防护服；同时要加强个人防护，夏天不要在有毛虫的树荫下乘凉，晒衣服、被褥及尿布。遇有大风时将迎面的门窗关闭，以防止毒毛侵入。还要保护毛虫的天敌如赤眼蜂、红头小茧蜂及燕莺等鸟类，为这些益鸟创造良好的繁殖栖息环境。

至于螨虫皮炎的预防要注意居室、仓库、贮具、货柜、容器和谷物的通风干燥，经常在强光下曝晒。如发现螨虫应及时喷洒消毒杀虫药物。此外，要加强个人防护，工作后要及时洗澡更衣，皮肤上可涂5%萘酚硫黄膏或疥疮搽剂、苯甲酸苄酯搽剂等，不仅可防止螨虫的侵袭，而且可杀灭螨虫。

（马英、卢忠、王侠生）

唇　炎

什么叫唇炎？它有多少种？

唇炎是一种以口唇唇红部位红肿发炎或干燥、皲裂、脱屑为主要临床表现的黏膜病。根据发病原因、病理及临床表现的不同，唇炎又可分为以下几种：干燥脱屑型唇炎、过敏性唇炎、肉芽肿性唇炎、真菌性唇炎、光敏性唇炎、良性淋巴增生性唇炎、腺性唇炎等各种类型。按病程分可有急性、慢性唇炎之分。

唇炎有哪些特殊表现？它们是怎样引起的？

主要表现为唇红部干燥、脱屑、皲裂。严重的表现为唇部肿胀、糜烂，有炎性渗出物，形成血痂或脓痂，疼痛明显，有灼热感。严重的患者会出现发热、肌肉关节疼痛、头痛、咳嗽等症状，还会出现全身红斑性水疱等。这种情况多见于重症药疹，唇炎作为黏膜损害的一部分。

干燥脱屑型唇炎又称剥脱性皮炎。发病原因不明。常因体质过敏所引起，好发在遗传过敏性皮炎或脂溢性皮炎的患者，可能与急性炎症有关，也可能与阳光照射或接触到刺激性物质有关，多见于下嘴唇。表现为红斑脱屑结痂，病久后患处常显光泽、干裂，剥之易出血。自觉干绷、疼痛进热辣饮食时尤甚。病程慢性，可持续数月至数年。

由唇膏引起的接触性唇炎属于Ⅳ型变态反应。由于唇部毛细血管极为丰富，表面组织很薄，外界异物容易"入侵"，血管内的免疫细胞和抗体即会在此与这些物质发生免疫反应，从而导致炎症产生。除唇膏外口唇部或其周围的皮肤接触某些刺激物，如刺激性食物以及牙膏等亦可引起唇炎。急性期可有红肿渗出。病因除去后可很快痊愈。

肉芽肿性唇炎主要表现为唇部的弥散性渐进性上下唇肿胀，但以上唇多见，或仅有唇的1/3或2/3肿胀、较软、无压迹、无糜烂，唇部黏膜颜色正常，或有鳞屑、皲裂。其病程较长，肿胀初期较轻，后日益增大，不论治疗与否均可有症状减轻或痊愈，但不久即可复发，渐渐加重而不易恢复。严重时口周皮肤受累，并可影响到颊部、眶下区等，唇外翻影响面容，患者的思想负担较重。如果有反复的唇肿胀，并伴有面神经麻痹及裂纹舌者，称为梅罗综合征。

真菌性唇炎可由白色念珠感染引起，主要表现为嘴唇上白色的假膜或斑片，不容易揭去，可有唇红肿，溃疡、糜烂。真菌镜检和培养可呈阳性结果。

光敏性唇炎多见于长期在烈日下活动或工作者，与紫外线的慢性刺激有关，症状轻重与日光照射长短有关，夏季症状明显。主要见于下嘴唇局部肿胀、糜烂、渗出、出血等，久之唇部苍白，表皮萎缩、龟裂，极少数患者甚至有可能发展成恶性病变。

良性淋巴增生性唇炎的症状与光敏性唇炎相似，有糜烂、溃疡、结脓血痂、脱屑、干裂、疼痛、肿胀等症状。此外，在唇缘或近黏膜处可出现白色短条纹，与盘状红斑狼疮相近，但病变多不超过唇红缘。

腺性唇炎患者的唇部由于小涎腺（唇腺）肥大而肿大增厚。唇腺位于黏膜下层，在炎症时，翻开肿大肥厚的唇部，内侧黏膜可见到平时不易见到的唇腺腺管口，并见有稀薄的或脓性的黏液从导管内渗出。导管口黏膜微红，用手指触摸可有粗糙感，微硬，为散在的粟粒状或小结节状。唇红黏膜颜色正常，局部除可能有肿胀、麻木感外，无其他不适。活组织检查有助于确诊。

唇炎应注意和哪些病相区别？

（1）糜烂性唇炎应与多形渗出性红斑相区别　多形渗出性红斑与变应原有关，急性发病，常有高热、畏寒，唇部出现急性炎症，充血、糜烂、渗出、可伴有自发性渗血，唇红部可结紫色厚血痂。皮肤可有靶样皮疹，重者可有眼部及生殖器损害。

（2）肉芽肿性唇炎应与血管性水肿、结节病区别　血管性水肿是一种急性突发、暂时性、局限性及无痛的皮下或黏膜下水肿。属一种特殊类型的荨麻疹（风疹块），突然发病，2~3天后可以消退；而肉芽肿性唇炎则持续存在，反反复复。结节病是一种细胞免疫缺陷引起的系统性肉芽肿性疾患，结节病患者嘴唇肿胀呈暗红色，触之光滑而有韧性，不痛；颊、腭及颌骨也可受累，常侵犯肺、纵隔、附近淋巴结、肝脾等，胸透或CT可见肺门淋巴结阴影。

（3）慢性脱屑性唇炎应与干燥综合征、糖尿病唇炎、慢性光化性唇炎、念珠菌感染性唇炎鉴别　干燥综合征患者可出现唇红表面干燥、裂隙、皲裂及不同程度脱屑，唇红部呈暗红色，但有口干、眼干、合并关节痛等症状，可测出特殊抗核抗体。部分糖尿病患者可发生口干症状，唇红部出现干燥及裂隙，有时可脱屑，但有血糖升高和"三多一少"等糖尿病典型症状。慢性光化性唇炎好发于日照强烈的夏季，与暴晒程度有关，脱屑呈秕糠状，痒感不明显。念珠菌感染性唇炎有时不出现假膜、红斑糜烂等特征性表现，而表现为唇干燥脱屑，但常伴有念珠菌口炎和口角炎，真菌显微镜检和培养可以发现白色念珠菌，这有助于明确诊断。

（4）慢性剥脱性唇炎应与盘状红斑狼疮、扁平苔藓等鉴别　盘状红斑狼疮为自身免疫性疾病。多无全身症状，唇部为慢性炎症，红斑、糜烂，黏着性痂屑，中心凹下如盘状，病损四周或有放射状白色短纹，病损常超出唇红缘。反复发作可有色素沉着，伴色素消退；常同时伴有面部典型蝴蝶红斑。

扁平苔藓是另一种免疫异常性皮肤病，可以发生在嘴唇上，表现为暗紫色斑，还有网状的白色条纹，这种条纹有时在口腔黏膜内也可以看到。

患了唇炎该如何处理？

治疗上首先要避免日光过度照射，停用或停食可疑的药物或食物，避免干燥、高温风吹的环境，尤其要改掉舔唇等不良习惯。

治疗通常以外用药为主，可用生理盐水或3%硼酸水，将纱布润湿，局部湿敷，每天2~3次，每次30分钟左右，之后使用护唇软膏保护。炎症严重者可酌情用糖皮质激素软膏涂抹。

对于体质过敏的患者，如口红过敏的患者，必要时使用斑贴试验将其可能的过敏原找出，并加以去除是最直接有效的方法。对于日光性口唇炎，需加强防晒，少到户外或擦一些含防晒功能的护唇膏。真菌性唇炎用抗真菌软膏局部涂抹。同时可以口服抗过敏药，严重者可适当系统使用糖皮质激素。一般唇炎的治疗方案如下所述。

（一）干燥脱屑性唇炎

1.局部治疗

（1）寻找致病因素并纠正去除之　如去除咬唇舐唇或以手指撕揭鳞屑等不良习惯；戒除烟、酒、烫辣等特殊嗜好；保持饮食均衡、生活规律及心情平稳。

（2）避免日光直接照射　可局部涂防晒膏，室外活动时戴用遮阳帽等。

（3）隔离外界刺激保持唇部润泽　除应注意保证充足饮水外，可局部涂蜂蜜、凡士林或甘油等。

（4）抗菌消炎　局部充血水肿时可用抗生素软膏；亦可用糖皮质激素制剂。

（5）物理疗法　在无皲裂情况下可用10%碘化钾作离子导入疗法，在病区导入碘离子以消炎。也可用氦氖激光照射。

（6）病区黏膜下注射　对伴有深沟裂者在病损区黏膜下注射醋酸泼尼

松龙混悬液。

2. 全身治疗

为促进上皮代谢正常化可内服维生素A、维生素C、复合维生素B及维生素D等。

（二）糜烂性唇炎

首先寻找并去除一切致病因素。

1. 局部治疗

（1）湿敷　当糜烂渗出液较多时，可用0.1%依沙吖啶（利凡诺）或0.02%呋喃西林进行湿敷，可以将这些溶液洒在3~4层纱布上然后敷贴在口唇上面持续20~30分钟。

（2）抗炎　局部可用醋酸泼尼松龙作病区黏膜下注射；对渗出明显减少的糜烂面可用抗生素制剂（如红霉素、金霉素、莫匹罗星等）。

（3）避免日光　尤其是紫外线照射。

2. 全身治疗

（1）口服氯喹或羟基氯喹　这类药物对肝脏及眼睛有一定毒副作用，应注意防范。

（2）维生素　对糜烂性病损可用维生素A、维生素C及维生素D，有促进愈合的作用。

（三）腺性唇炎

首先应寻找病因，注意戒除不良嗜好及一切刺激因素，保持口腔卫生。

本病病因不明，治疗比较棘手。可对症处理，抗炎、抗感染；或在局部注射糖皮质激素，也可选用放射治疗。

（四）肉芽肿性唇炎

首先应寻找病灶并去除之，经常保持口腔卫生。

1. 局部治疗

（1）糖皮质激素　局部损害内注射。

（2）手术切除　对久治不愈病情稳定时，可考虑手术切除增生的唇部以尽可能恢复唇部正常的形态。

2.全身治疗

（1）去除病灶　去除口腔病灶后给以抗菌药物治疗。

（2）酌情口服糖皮质激素，也可局部注射糖皮质激素，但停药后可复发。放射治疗可抑制反复发作，但不能使之完全恢复正常。

唇炎该如何预防？

在预防方面，要去除一切刺激因素。首先，纠正不良的生活习惯，少吸烟，少喝酒，忌食辛辣食物，不要使用劣质或不适合自己的唇膏。平时应注意劳逸结合。要避免可能引起过敏反应的各种因素。改掉喜欢咬唇、咬舌等习惯，进食时尽量避免食物直接接触嘴唇。其次，多吃新鲜蔬菜水果和富含蛋白质的食物，少吃酸、麻、辣、涩、烫、油炸和腌制的食品。一旦有口唇炎出现时，积极治疗。

外出时要避免日光直接照射，最好用伞或草帽遮蔽强烈光线，增加复合维生素B的摄入。

用抗生素软膏或激素软膏，如金霉素眼膏、地奈德软膏或用鱼肝油涂于患处。需要提醒的是，患慢性唇炎者不要用口红，因口红中里含有化学成分，可刺激嘴唇。

如接触性唇炎患者应避免使用引起过敏的化妆品或牙膏等。

常服健脾、利湿之品，如薏米、芡实、荸荠、赤小豆等煎汤饮用。

应耐心查找致病的因素，看是否与某种药物、化妆品、唇膏有关，如有可疑即要避免接触；是否与气候因素或曝晒有关，如天气太冷太干可戴口罩；如在夏日野外作业，应戴草帽或打伞避免阳光直射；如与某些食物、海鲜、肉类有关，应忌口；戒除烟酒、忌食辛辣食物。

（汤芦艳、卢忠、王侠生）

痱　子

什么叫痱子？

　　痱子又称"热痱""红色粟粒疹"，多发生在夏季。由于在高温闷热通风不佳环境下，出汗过多，汗液蒸发不畅，导致汗管堵塞、汗管破裂，汗液外渗入周围组织而引起的一种急性炎症反应。主要表现为小的红丘疹、丘疱疹、小水疱，多见于排汗调节功能较差的儿童和长期卧床患者。由于瘙痒而过度搔抓常导致继发性细菌感染，发生毛囊炎、疖甚至脓肿。

痱子是怎样引起的？

　　本病系由于在高温闷热环境下，出汗过多，再加上通风不良，汗液蒸发不畅，导致汗管堵塞，汗管破裂，汗液向外渗入周围皮肤组织，刺激皮肤表皮及真皮浅层，引起急性炎症反应。气温高，湿度大时，容易生痱子；气候转凉，痱子会在短时间内逐渐消退。

痱子有哪几种？各有何特殊表现？

　　在临床上，一般将痱子分为3种类型。

　　第一类为红痱（红色粟粒疹）。临床上最常见，可以发生在任何年龄，特别是儿童，是夏天发生最多的一种。汗液被阻塞在真皮内，成为红色小疹子或小水疱。痱子容易发生在手背、肘窝、腘窝、胸、背、腹部、妇女乳房下以及小儿头面部、臀部，为圆而尖形的针头大小的红色丘疹或其上可见小水疱，周围轻度发红。痱子常成批出现，呈密集排列，可融合成片。一般有轻微烧灼及刺痒感。小儿有时出现烦躁不安，时常哭闹。周围环境温度较低时症状减轻，温度上升则明显加重。疹子消退后有轻度脱屑。

第二类为白痱（晶形粟粒疹）。被阻塞的汗液封存在皮肤角质层下，颜色发白，比较浅表，属于疱疹。多发生于高温、人体突然出大汗之后（如服退热药或强烈日光暴晒之后）、长期卧床的过度衰弱的患者。在颈、躯干发生多数针尖至针头大浅表性小水疱，壁极薄，微亮，内容清，周围不发红。轻擦后极易破溃，一般不痛，不痒，1~2天后，其中汗液被吸收，干后有极薄的细小鳞屑，即脱屑痊愈。

第三类为脓痱（脓性粟粒疹）。痱子顶端有针头大浅表性小脓疱。位于真皮内，临床上较为少见，常发生于皱褶部位，如四肢屈侧和阴部，小儿头颈部也常见。脓疱内容常无菌，或为非致病性球菌，但溃破后可继发感染。这三类痱子如果护理不当，都可以继发细菌感染形成疖肿。

一般来说，痱子最容易长在儿童身上，但有些皮肤娇嫩、肥胖多汗或体质虚弱的成年人也会长痱子。孩子生痱子，吵闹不停，白天晚上都不得安宁，如果抓破了，还会感染细菌，变成脓疱疮和小疖子。少数患者还会并发急性肾炎，偶尔还可引起败血症，危及生命。

对白痱子患儿一般不需特殊处理。红痱子患儿应注意保持皮肤清洁，搽用痱子水、炉甘石洗剂等药物。脓痱子的患儿，除了注意保持皮肤清洁外，应给予有效的抗感染治疗。如果出现皮肤感染伴有发热，要及时送医院就诊。

痱子应注意和哪些皮肤病区别？

痱子一般比较容易诊断，不过有时也可能和下面两种皮肤病混淆，要注意区别。

（1）婴儿湿疹　它是一种与遗传过敏有关的皮肤病，与季节改变气温高低无绝对关系，是由于小儿对乳类、鸡蛋、鱼虾等敏感性比正常的婴儿高，有时吸入粉尘、花粉或吃番茄、橘子也会过敏。母乳喂养的孩子如果母亲进食这些容易过敏的食物，通过乳汁也会诱发患儿得湿疹。在出生后几周内，孩子的面颊部、前额、眉弓、耳后出现皮疹或水疱，伴有渗出液，干燥后形成灰色或黄色结痂。由于阵发性瘙痒，孩子会哭闹不安，搔抓摩擦而引起感染。而痱子则是和季节变化气温高低等环境因素密切相关的急性炎症性皮肤病。

（2）夏季皮炎　夏季皮炎又名夏令皮炎，是夏天的多发病、常见病，系因持续的高温、高湿度的外环境，加上皮肤出汗多又没有及时清洗所致的皮肤炎症，与日晒也有一定关系。天气转凉时，夏季皮炎会迅速好转。这与痱子有些相似。但夏季皮炎好发于中年偏胖的女性，其典型症状为发生于四肢伸侧，尤其是两小腿的前方，对称发病。夏季皮炎初起为粟米大小，比较密集的红斑、丘疹或水疱，瘙痒明显，并伴有灼热感。由于奇痒难忍而搔抓，常出现多条条状抓痕、血痂，消退后会留下色素沉着。

患了痱子该怎么办？

（1）局部宜用温水清洗，冷水及热水均不宜。冷水洗澡，虽然开始在皮肤感觉上非常凉爽舒服，但会引起毛孔收缩，不利于汗腺分泌通畅，用过热的水洗澡会对有炎症的痱子产生刺激，反而让痱子加重。

（2）洗澡时不要用刺激性的碱性肥皂，要用宝宝专用的沐浴露及质地细腻不粗糙、柔软又不会擦伤皮肤的沐浴用具擦拭皮肤，注意保护皮肤不受损。洗澡后，一定要把身体冲洗干净，再用干净的大浴巾将身体擦干，以免让沐浴露残留在皮肤上，造成刺激。

（3）在使用痱子粉时，不要在孩子刚洗完澡的时候，就给他扑痱子粉，必须等他身上的水分全部干了以后再用。扑粉的时候也要注意一次不要太多太厚，以免痱子粉堆积，加重汗毛孔的堵塞。

（4）在使用花露水时，其香味应该清淡一点，刺激性小。在洗完澡后，在孩子的颈部、腋下、大腿根部、膝盖窝等易长痱子的部位涂抹少许就可以了。

（5）要经常给孩子剪指甲，勤洗手，避免孩子因痱子搔痒而抓破皮肤，引起继发感染。

（6）痱子粉这类粉剂多含滑石粉及氧化锌，主要作用是吸汗、干燥、清凉等。如果孩子生痱子严重，痒痛严重且有渗出液，就不宜给孩子扑痱子粉，而应该及时带孩子去医院皮肤科就诊，在医生的指导下，外擦炉甘石洗剂或其他消炎止痒剂。不宜擅自给孩子用一些油膏类药物，以免加重病情。

（7）一旦出现疖肿，应带宝宝去医院诊治，绝不能自行挤压疖肿，以防感染扩散。

（8）在饮食上应注意宜清淡为主，忌油腻刺激性食物。

（9）可内服清热、利湿、解暑的中药制剂。

（10）可外用消炎、止痒制剂。

（11）继发感染者可酌情使用抗感染药。

怎样预防生痱子？

（1）应注意环境通风，避免过热，遇到气温过高日子，可适当使用空调降低室内温度，适当时可吹电风扇或冷气。

（2）注意皮肤清洁卫生，看到孩子大汗淋漓，就应关照及时擦干汗水，同时勤洗澡、勤换衣，保持皮肤清洁干燥；水温不宜过冷或过热，以38~42℃为宜。过冷会使皮肤毛细血管骤然收缩、汗腺闭塞，再加上汗液排泄不畅，致使痱子加重；过热则会刺激皮肤，使得痱子增多，而让瘙痒程度更加严重。

（3）不要穿得过多，避免大量出汗，要穿宽松、透气性、吸湿性均好的薄型棉质衣服。

（4）在炎热的夏天，不要一直怀抱着小宝宝，尽量让宝宝单独在凉席上玩，以免长时间在大人怀中，散热不畅，汗液不能很快蒸发，捂出痱子。

（5）婴儿睡觉宜穿轻薄透气睡衣，在透气的凉席上，不要让宝宝在塑料布上睡觉，也不要给宝宝脱得光光的，以免皮肤直接受到刺激。

（6）外出时，为孩子准备遮阳帽、遮阳伞、儿童太阳镜，对于孩子裸露在外的皮肤，可涂抹上儿童专用的防晒霜。

（7）少吃油腻和刺激性食物。饮食方面，应减少宝宝的食量，少吃太油或太甜食物。可让宝宝吃些清淡且易消化食物，营养一定要适当，并多补充富含维生素的食品，饮食中还应补充适当的盐分，并让宝宝多饮水，尤其是凉开水，常喝绿豆汤及其他清凉饮料，防暑降温。

（8）父母应勤剪宝宝的指甲，并随时保持宝宝的双手干净，以免宝宝因痱子搔痒而抓破皮肤，进而引起细菌感染。

（9）不要帮宝宝涂抹太多爽身粉，以免与汗液混合且堵塞汗腺，导致宝宝出汗不畅且引发痱子。

（10）发热、卧床患者，要勤翻身，经常擦洗皮肤，可进食清凉解暑药膳，如绿豆糖水、绿豆粥、清凉糖水等。

（汤芦艳、卢忠、王侠生）

季节性皮炎

什么是季节性皮炎？

季节性皮炎是指由于气候条件的突然变化而引发的季节性皮肤病，常见的有夏季皮炎和冬季皮炎。

夏季皮炎是与夏季的气候条件有明显关系的皮肤病。夏季持续高温和闷热，人体的汗液增多，又不能及时清除，汗液里的化学成分刺激皮肤，引起夏季皮炎。汗液里的成分与尿液相似，含有大量人体组织的代谢废物如尿素、尿酸、乳酸、氯化钠等，这些代谢废物均属酸性物质，对皮肤有较强的刺激性，使皮肤产生化学性炎症反应，引起皮肤内毛细血管扩张和炎症细胞聚集，导致皮肤发红，产生红色小疹子，并出现皮肤瘙痒症状。汗液里代谢废物的浓度大小与皮肤症状的轻重有很大关系。汗液里代谢废物的浓度大，使皮肤产生化学性炎症反应就强，反之就弱。汗液里代谢废物的浓度大小与出汗量的多少有关。当人体大量出汗时，汗液里的水分多，其中代谢废物的含量就低，反之含量就高。夏季皮炎的发生还与紫外线的照射有关，致病光谱主要是太阳光中的中波紫外线。近年来，由于制冷剂的广泛使用，大气层中对紫外线有屏障功能的臭氧层破坏日益加重，即大气层对紫外线的吸收功能日益减弱，射入大地上的紫外线含量增多。另外，因为每年的七、八月份是太阳光中的中波紫外线发射量最多的时期，所以夏季皮炎的皮疹以面部、颈胸部、前臂、手背等光暴露部位最为严重。

而冬季皮炎又称皮脂缺乏性湿疹。主要见于老年人皮肤，特别是小腿、前臂和手部发生以干燥和发裂为突出表现的湿疹样皮炎。皮肤中皮脂缺乏及水分丢失可能是主要的原因。而造成皮脂缺乏的因素很多，有皮肤自然干燥伴有明显皮脂缺乏、年龄（老年人）、疾病、营养不良、皮肤萎缩、硬化、缺汗、内分泌功能减退、环境湿度、角质层储藏水分的完整性破坏等。接触物的刺激和致敏（如清洁剂、溶解剂等）进一步损伤皮肤，导致皮肤干燥；环境温度低、干燥和冷风均可引起汗腺分泌减少，增加水分的丢失，极易引起皮肤干燥、瘙痒、脱屑等。由于皮肤奇痒难忍，患者常常忍不住用手抓，愈痒愈抓，愈抓愈痒，反反复复，形成恶性循环，影响日常生活和睡眠。

季节性皮炎有哪些特殊表现？

夏季皮炎是夏天最常见的皮肤病，多见于30岁以上的青年人，尤其是在高温环境下（30℃以上）作业的人，女性多于男性。皮肤损害主要在四肢的伸侧，特别是小腿胫前区的皮肤更为多见。皮疹初起表现为针头至粟粒大小，密集的红斑、丘疹和丘疱疹，常对称分布。患者自觉瘙痒和灼热感。由于剧烈的搔抓，常引起抓痕、血痂和色素沉着。夏季皮炎的病情轻重与气温和湿度有密切的关系。气温越高，湿度越大，持续天数越长，病情越严重。当天气变凉后，皮肤损害会很快消退而痊愈。

冬季皮炎表现为皮肤干燥，或有少许柔软细薄鳞屑，皮肤皱纹清楚，因血流缓慢，局部温度较正常低。掌部皮肤较粗糙，特别在指垫处，纹路宽深，重者出现裂隙。因反复搔抓可发生炎性程度不同的湿疹样皮疹，以丘疹为主，水疱、糜烂或渗出较少。反复发生，病程慢性，可经久不愈。患者皮肤可见开裂，开裂可以分为3个阶段，称为皲裂、龟裂和皴裂。皴裂可见于冬季老年人的腿部，特别是小腿伸侧，呈方形鳞屑，像鱼鳞一样，边缘可略为隆起，中心黏着，剥之易脱落，但又重新生长，一般没有主观感觉，或稍有不同程度的瘙痒。老年人鳞屑较多，抓之层层脱落。如裂纹稍深，像龟背一样，称龟裂。皲裂主要发生于手足，较深而痛，严重时会有少许出血。

一旦出现季节性皮炎该如何处理？

对于患有夏季皮炎的患者，应注意避免使用热水和肥皂水；避免搔抓，防止继发感染；患处常用清水冲洗，用毛巾擦干后可涂上清凉止痒剂和薄荷酒精溶液、大黄冰片酒精溶液或含有糖皮质激素的止痒搽剂或乳膏等。另外，还可选择清热、解毒、利湿的中药如清暑解毒冲剂。瘙痒剧烈时可口服抗组胺类药如赛庚啶、西替利嗪等，也可静脉推注葡萄糖酸钙。冬季皮炎一般不宜外用含酒精的止痒搽剂，可外用润肤保湿剂及一些止痒药膏如樟脑乳膏、曲安西龙乳膏等。有时中医中药亦能起到较好的作用如乌蛇止痒丸、肤痒冲剂、润燥止痒胶囊等。

季节性皮炎该如何预防？

夏性皮炎的预防重点在于应当加强室内的通风散热，使周围环境不过于潮湿，温度不太高；经常保护皮肤清洁、干燥；不宜穿紧身、透气性差的衣裤；从空调房内到外部高温环境时，最好能使皮肤对温度变化有一定的适应过程，以免由于温差太大而刺激皮肤产生皮炎。此外，还要避免日光暴晒。

冬季皮炎也是以预防为主。在饮食上要注意不宜多吃刺激性的食物；在穿衣上，尽量穿宽松衣服，少穿含化纤衣物，以免刺激皮肤；此外，平时要涂些润肤霜或不含香料的单纯乳膏，缓解皮肤干燥，防止皮肤皲裂。冬天洗澡不要过勤，因为冬天人体汗腺分泌减少，若洗澡过勤则容易洗去身上本来不多的皮脂，浴水温度不宜超过32℃，否则易加剧皮肤的干燥。还应该少用肥皂、沐浴露等洗涤用品，减少对皮肤的刺激。

（马英、卢忠、王侠生）

口周皮炎

什么叫口周皮炎?

顾名思义,本病是一种主要发生在口腔附近的面部皮肤病。最早曾称之为光感性皮脂溢出疹或口周酒渣鼻样皮炎,直至20世纪60年代才定名为口周皮炎。本病特点是病情常呈周期性发作,病因尚不十分清楚。其表现以发生于口周皮肤及其临近黏膜的急性或慢性炎症性皮疹为主。

口周皮炎是怎样引起的?

病因尚不明,可能涉及多种因素,一般认为可能与感染(幽门螺杆菌、蠕形螨或白念珠菌等)、内分泌改变(服避孕药物)、长期局部外用含氟的糖皮质激素、含氟牙膏、保湿霜及含汞化妆品等有关。部分患者可在月经期或妊娠期发病。不少孩子有吮指、长期舔擦口角、咬唇、衔物等习惯,也会造成口周皮肤黏膜的损伤。多发生在干燥多风的季节,舌头的刺激,加上唾液的作用,破坏了皮肤的天然保护膜——皮脂膜。皮脂膜的破坏和皮肤表面油脂的减少,使皮肤更加干燥,有时会出现细微的皮肤裂纹,皮肤也就逐渐产生了炎症性病变。也有少数患者始终查不出可能的诱发因素。

口周皮炎有哪些特殊表现?

本病常见于20~35岁之间的青中年女性,但亦可见于几个月大小的婴儿及青春期前各年龄组。无明显性别、种族差异。皮疹表现为环绕口唇周围红斑，其上可有小丘疹、脓疱、脱屑和毛细血管扩张。皮损开始常仅局限于口腔周围，与唇缘之间常有一圈约5mm的正常皮肤区。之后可波及两侧颊部、下颌、上唇、鼻唇沟，甚至眶周、眼睑、额部。自觉瘙痒、灼热，但程度往往轻微。日光、饮酒、进热食、寒冷刺激后皮损及症状易加重。病程呈周期性发作。一般可持续2~3年之久，最长的可达10年。也可自发消退，不医自愈。本病在外表上有时和玫瑰痤疮、脂溢性皮炎很难区别。

口周皮炎该如何处理？

先要寻找可能的病因，并尽可能地避免。如有舔唇、咬唇等不良习惯，应及早纠正。建议不要使用含氟的药膏、牙膏以免进一步加重刺激。本病可迁延难愈，治疗上应尽量避免糖皮质激素外用，甚至弱效的氢化可的松也应慎用。如患者已使用了糖皮质激素则不要突然停用，而应逐渐降低所用糖皮质激素的效价，以使患者逐渐适应。外用1%吡美莫司、0.03%~0.1%他克莫司乳膏、0.75%甲硝唑凝胶或1%甲硝唑乳膏及克林霉素凝胶等均有效。干燥脱屑则可以用尿素乳膏或者维生素E乳膏等医院自制的乳膏以滋润保护皮肤。口服甲硝唑、米诺环素或多西环素也常有效。对不宜使用四环素类药物的儿童可予红霉素口服。

（朱敏、王侠生）

毛囊虫皮炎

何谓毛囊虫皮炎？

　　毛囊虫皮炎，医学上又称蠕形螨病，是毛囊虫（人蠕形螨的幼虫）寄生在皮肤毛囊或皮脂腺内引起的慢性炎症。毛囊虫常栖居在正常人的毛囊和皮脂腺内，一般情况下并不引起症状。但由于个体差异，如油性皮肤者影响了毛囊虫的生活环境，虫体繁殖增多，可使皮脂腺肿胀增生，加上虫体的代谢产物和死虫崩解物的刺激，使局部皮肤产生炎症反应，就引起了毛囊虫皮炎。

毛囊虫皮炎是怎样引起的？

　　寄生在人体的毛囊虫分为毛囊蠕形螨和脂蠕形螨两种。这种螨的整个生活周期的发育必须在人体上进行。毛囊蠕形螨多寄生于鼻、眼睑和其他部位的毛囊内，常是许多个体集中在一处，被寄生的毛囊常被刺激涨大；脂蠕形螨多寄生在皮脂腺中，常单个存在，可使皮脂腺分泌增多。成虫与若虫多分布于毛囊皮脂腺管的上端，卵和幼虫及部分成虫则在毛囊皮脂腺管内和皮脂腺内。由于雌、雄虫体在毛脂腺口处交配，交配后雌虫再潜回或侵入附近的毛囊皮脂腺内产卵繁殖、传播，从而使皮肤表面上的化脓性细菌乘虚而入，引起一系列面部皮肤损伤与皮疹，影响容颜美观。

　　蠕形螨主要通过刺吸方式摄取人体细胞和皮脂腺为食物，也可少量摄取角蛋白。其发育最适温度为37℃，具向光性，对温度敏感，其活动能力随温度上升而增强，45℃最活跃，54℃可致死。对外界环境具有抵抗力。夏秋季在人体皮肤里寄生的密度最高。患者可经直接接触如贴脸、亲吻、抚摸等行为或通过共用毛巾、脸盆、枕巾等间接方式感染他人。

毛囊虫皮炎有哪些特殊表现？

据调查，蠕形螨在5岁以下儿童中少见，但在年龄较大儿童、青年及成人中则比较常见。常寄居于面、颈及胸部，以前额、颊及鼻部最多见。初起时局部皮肤轻度潮红，以后红斑逐渐明显，由鼻尖蔓延至鼻翼、眉间、额、颏、颊部，甚至扩展到胸背等处。接着，在红斑上出现丘疹、脓疱、结痂及脱屑，并引起鼻部皮肤肥厚、皮脂毛囊口扩大及毛细血管扩张。这种病有时与酒渣鼻或痤疮很相似，但通常没有黑头和粉刺。大多数带虫者无明显症状，只有轻度不适或轻微瘙痒。临床上根据皮疹表现又可分为若干类型，如：酒糟鼻样、痤疮样、脓疱疹样、色素沉着、糠疹样、粟粒狼疮样及花斑癣样等，有时几种类型皮疹并存。

毛囊虫皮炎该如何处理？

如果面部皮肤多油，出现持久性的红斑、丘疹、脓疱及脱屑，皮肤毛囊口扩大和毛细血管扩张，就应该去医院就诊。如不及时进行检查与治疗，炎症反复发作，损害的皮肤就可能留下疤痕，给人们在精神、心理上带来很大烦恼。

检查方法非常简单，只要在鼻沟两侧皮肤，用弯头镊子压挤使皮脂溢出，置玻片上，放显微镜下检查，如果发现成虫、幼虫或虫卵，就可判定本病的存在。若检测到毛囊虫，方可用药，也就是说"除螨"应在皮肤科专科医生的指导下进行。

一旦有了这种病，其实也不必忧心忡忡，以下建议可供参考。

（1）注意个人卫生，不使用他人浴巾、毛巾、枕巾，不将脸盆或毛巾摞在一起。

（2）多吃蔬菜水果，限制进食辛辣或油腻食物。

（3）经常用热水、药皂清洗面部，不擦雪花膏之类的化妆品，以免阻塞毛孔，影响皮脂代谢。

（4）抑制皮脂腺过多的分泌，创造不利于毛囊虫生长、繁殖的小环境，比如酌情服些异维A酸类药物。

（5）口服灭滴灵（甲硝唑），成人每次200mg（1片），每天3次，连服7天，停药后10天再服7天。

（6）外搽灭滴灵、肤螨灵或5％硫黄乳膏等。第一次涂后隔10分钟再重涂1次，2~7天为1个疗程。尤其最好在每晚临睡前涂抹，便于雌雄虫体在夜间爬出毛囊交配时将其杀死。

（朱敏、王侠生）

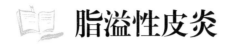
脂溢性皮炎

何谓脂溢性皮炎？

本病是指发生于皮脂腺分布较丰富部位如头皮、面部的一种慢性皮肤炎症。皮疹常自头皮或面部开始向下蔓延，典型损害为暗黄红色丘疹或斑片，表面被覆油腻性鳞屑或痂皮，边缘清楚或弥散不清。常伴有不同程度的瘙痒。

脂溢性皮炎是怎样引起的？

本病病因尚不甚清楚。目前一些研究者认为脂溢性皮炎是在皮脂溢出增多基础上，皮肤表面正常菌群失调，马拉色菌大量生长繁殖所致。皮脂溢出增加了机体对皮肤表面各种微生物的易感性，马拉色菌的增多又大量分解皮面脂肪物质，使游离脂肪酸大量增加，从而引起皮肤炎症反应。其他因素诸如遗传、精神紧张、饮食结构失衡、洗头过勤、生活无规律、B族维生素缺乏、嗜酒等在促使、加剧本病的发生和发展中可能亦存在一定的因果关系。

脂溢性皮炎有哪些特殊表现？

脂溢性皮炎常见于皮脂腺分泌比较旺盛的青年人及成年患者，但亦常见于怀抱的婴幼儿。皮疹好发于皮脂腺分布较丰富的部位，如头皮、面部、胸背中间区、脐窝、外耳道等。在皮脂溢出基础上发生，常自头部开始向下蔓延，好发于皮脂溢出较多的部位。皮疹初起时常为毛囊性小丘疹，逐渐增多融合成大小不等的具有油腻性鳞屑性黄红色斑片，边界清楚或弥散不清。皮疹可仅限于某一部位，亦可比较广泛对称分布。可伴不同程度的瘙痒。病程常呈慢性经过，易反复发作。由于搔抓或处理不当，可伴发毛囊炎、疖肿、淋巴结炎，皮疹蔓延至全身则可发展为红皮病，给治疗增添不少困难。

脂溢性皮炎应注意和哪些病区别？

脂溢性皮炎当皮疹不典型时常常容易与其他一些皮肤病相混淆，以致延误治疗。一般最容易与本病相混的主要有以下几种病。

（1）头面部银屑病　俗称"牛皮癣"，皮疹主要表现为点滴状脱屑性丘疹或分散成斑块状，境界分明，鳞屑呈银白色，堆积很厚，触之高低不平，头发不脱落且聚集而成束状，重者损害可连成大片，扩展至前发际外可侵及前额数厘米。刮去鳞屑有薄膜现象（即将鳞屑刮除，其下为一红色发亮的薄膜）及点状出血现象（即轻刮薄膜可出现散在小出血点），薄膜现象和点状出血现象是银屑病损害的重要特征。除头面部外，躯干、四肢伸面往往也受累及。

（2）玫瑰糠疹　皮疹好发于颈、躯干、四肢近端，呈椭圆形斑疹，中央略带黄色，边缘微隆起，呈淡红色，上附白色糠秕样鳞屑。初起为单个损害，称为母斑；母斑渐大，直径可达2~5cm或更大，有时可有2~3个母斑同时出现，之后陆续出现较小的脱屑性红斑。发生于躯干处，皮疹长轴与皮纹一致，一般4~6周可自行消退。很少复发。

（3）体癣　皮疹边缘稍隆起而狭窄，境界清楚，边红鳞屑多，呈中央痊愈向周围扩展的环状损害。皮疹常单个或几片。瘙痒明显。患者往往同时患有手足甲癣。刮取鳞屑作真菌检查常可找到菌丝和（或）孢子。

（4）红斑型天疱疮　是一种免疫性大疱性皮肤病，多见于中、老年人。皮疹主要分布于面、颈、胸背正中部。开始在面部有对称性红斑，上覆鳞屑及结痂，颈后及胸背部红斑基础上有水疱出现，破后形成痂皮，尼氏征阳性（即在疱顶施加压力，即可见疱液向周围表皮内渗透；牵拉疱壁之残壁，引起周围表皮进一步松解剥脱；更为重要的是外观正常的皮肤也一擦即破）。皮疹作组织病理及直接免疫荧光检查即可确诊。

（5）激素依赖性皮炎　不累及头皮部位。眉毛及鼻唇沟不是好发部位，多有长期外涂糖皮质激素制剂的用药史。

脂溢性皮炎该如何处理？

一旦患上本病，建议你既要重视病因治疗，又要抓紧对症治疗，所谓标本兼顾。以下几点建议供参考。

（1）注意饮食调理，因脂溢性皮炎的发生与消化功能失常，以及食糖类、脂肪类食物过多有关。因此，患者应禁止饮酒，少食辛辣、鱼虾海鲜、牛羊肉、狗驴肉等刺激性及油腻食物，多食蔬菜、水果，多饮水。

（2）每晚用温水涂少量硫黄香皂或硼酸皂洗脸。清除面部油腻，清洁皮肤。

（3）需耐心坚持治疗，不要滥用药物，特别是激素类及抗菌类药物。

（4）生活应有规律，保持精神愉快，情绪稳定，免受精神刺激，避免过度劳累。

（5）内服维生素 B 族类制剂，如维生素 B_6、B_2 等。

（6）酌情口服米诺环素。但这必须在皮肤科医师指导下服用，切忌盲目自服。

（7）外用药以去脂、消炎、杀菌、止痒为原则，常用复方硫黄洗剂，吡硫翁锌或二硫化硒液。切忌滥用糖皮质激素类药物。

（朱敏、王侠生）

激素依赖性皮炎

什么叫激素依赖性皮炎？

由于长期反复地使用糖皮质激素的外用制剂治疗皮肤病所引起的对激素的依赖和戒断后产生的皮炎等异常表现称激素依赖性皮炎。

激素依赖性皮炎是怎样引起的？

本病的产生往往与先前的皮肤病治疗有关，如原先是因为一些普通的皮炎、湿疹、牛皮癣等皮肤病而经常外用皮质激素制剂，并且因为其疗效显著，一用就好，一停又发，久而久之产生了对激素的依赖。而一些强效激素制剂或含氟制剂久用之后更易引起一系列局部的不良反应。还有，最近几年，由于激素外用制剂的临床应用日益广泛以及追求立竿见影的疗效或美容效果的缘故，医生对激素应用的适应证掌握不严，过度使用、滥用、误用情况时有所见，患者自己购买乱涂情况也不少见，甚至部分厂家或美容院私自非法的在化妆品、护肤保健品中也加入糖皮质激素，隐瞒真相，欺骗消费者。这些原因最终导致了激素依赖性皮炎，而且使本病有逐年增多趋势，不但延误了对原有皮肤病的处理，也严重影响了患者的身心健康。可以说激素依赖性皮炎已成为目前最多见的外用激素导致的不良反应。

激素依赖性皮炎有哪些特殊表现？

激素依赖性皮炎主要发生在长期反复外用糖皮质激素制剂达1个月以

后，面部是最常累及的部位。女性多于男性，尤以中、青年女性常见。临床有3种类型：口周型、面部中央型、弥散型。表现为停用皮质激素的外用制剂2~10天后原有皮肤病复发或加重和出现其他新的皮疹，如局部或弥漫的不同程度的红斑、丘疹、脓疱、潮红、水肿或干燥脱皮、毛细血管扩张、皮肤菲薄、汗毛粗长、色素沉着或减退等，并有瘙痒、灼热、刺痛等感觉，遇热、光照、进食辛辣食物、心情烦躁时症状加重。

有了激素依赖性皮炎后还能用激素治疗吗？

有了激素依赖性皮炎后，病情轻的不可也不需要再用激素治疗，严重的一时不能停药的仍然可用激素治疗，但要遵循递减激素的原则，可改用一些弱效激素制剂，并可逐步地减少激素浓度和用药的次数来消除对激素的依赖或采用激素替代疗法来治疗。

有了激素依赖性皮炎可以完全治愈康复吗？

患上激素依赖性皮炎后首先不要慌张，更不要病急乱投医，外用激素时间短的、量少的可立即停药，停药后出现一些皮损等症状到正规医疗机构作些对症处理就会逐渐自然消失的；严重的也可采用激素替代疗法来治疗，如局部外用钙调神经磷酸酶抑制剂：0.03%、0.1%的他克莫司或1%的吡美莫司乳膏，每天1~2次。潮红水肿时可以生理盐水或3%的硼酸溶液冷敷，皮损较红有脓丘疹、脓疱时可少量外用一些抗生素制剂，干燥脱皮时外用含保湿因子的乳膏或单纯的乳膏基质，并可酌情服用地/氯雷他定、左/西替利嗪等抗过敏止痒的西药及清热滋阴的中药或辨证论治，只要坚持不放弃，本病是完全可以治愈康复的。

（王月华、王侠生）

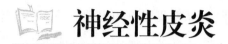 # 神经性皮炎

何谓神经性皮炎？

神经性皮炎又称慢性单纯性苔藓，是一种常见的慢性神经功能障碍性皮肤病。

引起神经性皮炎的确切病因目前尚不清楚，它的发生与人体神经组织无器质性关联，但与神经功能障碍、大脑皮质兴奋与抑制失平衡有一定关系，如：精神紧张、精神及体力疲劳、精神受刺激、失眠、过度思虑、脾气急躁等。

其他可能的诱因有：饮食如饮酒、浓茶、咖啡导致精神兴奋，辛辣刺激性食物等；内分泌失调（更年期等）；胃肠功能障碍（导致便秘、消化不良等）；局部衣物饰品摩擦或搔抓等以及过敏体质者。日光过度照晒也往往会使皮疹加重。

神经性皮炎有哪些特殊表现？

神经性皮炎主要多见于事业、家庭压力较重的20~40岁的青壮年中，儿童较少见。夏季因气温高，出汗多，往往使病情加重。皮疹的表现常可分成局限性和播散性两种。

（1）局限性神经皮炎　多见于颈项、眼睑、腰骶、肘膝关节伸侧等部位。患者先是感到局部阵发性瘙痒，摩擦或搔抓后出现米粒样、肤色或淡

红褐色、多角形扁平丘疹，质地稍硬、带有光泽，久之可融合成片，变厚、硬、粗糙似皮革、芦席状，表面可出现少量糠状鳞屑。

（2）播散性神经性皮炎　皮疹形态与局限性神经性皮炎相似，但可融合成大片，分布较广泛，甚至可发至全身，尤其好发于头皮、四肢、腰背等伸侧部位。瘙痒剧烈尤以夜间为甚，患者常因此失眠、心情烦躁加重，进而剧烈搔抓或开水烫、毛巾搓，最后导致皮疹糜烂、溃破，导致继发性细菌或病毒等感染。

神经性皮炎应和哪些皮肤病相区别？

（1）与接触性皮炎相鉴别　尤其是局限性的，接触性皮炎常在皮疹发生之前有明确的接触史，比如常有局部用眼影霜、眼睫毛膏、滴眼药、贴伤膏药等接触史，皮疹表现一般较急性，呈现红肿、水疱，皮疹面积大小与接触物往往相一致，边界常清楚。

（2）与遗传过敏性皮炎鉴别　皮疹形态有时较易与神经性皮炎相混淆，但其主要发于肢体的屈侧面，皮疹以炎性浸润增厚为主。患者以儿童多见。往往伴有哮喘、鼻炎或家族过敏史。

（3）与皮肤淀粉样变鉴别　也常好发于肢体伸侧，也可肥厚粗糙，皮革样改变，但疹子可呈串珠状排列，顶端褐黑色，成片损害时似撒落的"黑胡椒面"。皮疹组织病理结晶紫染色呈阳性可明确诊断。

神经性皮炎应采取哪些对策？

本病呈慢性，多与精神因素、疲劳等有关，因此要注意精神放松，自我调节好情绪，勿急躁，工作勿太疲劳。无论是局限性的还是播散性的神经性皮炎，避免一切刺激因素是至关重要的。不挠抓，不用热水、肥皂或沐浴露烫洗，不用毛巾搓擦是治好本病的前提。

限局性神经皮炎以消炎止痒的外用药治疗为主，可选用含糖皮质激素的乳膏、涂剂、贴膏，及非激素类抗炎剂如乙氧苯柳胺乳膏、氟芬那酸丁酯乳膏、多塞平乳膏等。播散性神经性皮炎除外用药外还可加用抗过敏止痒的内服药如酮替芬、氯雷他定、西替利嗪等抗组胺药。

（王月华、王侠生）

人工皮炎

什么叫人工皮炎?

顾名思义人工皮炎是因各种各样人为因素造成的皮肤急慢性损伤性炎症病变,又称自我损伤、伪装皮损。

人工皮炎是怎样引起的?

此为患者有意制造、自伤、自残引起,如抓、擦、切割、烧灼或用强酸碱等化学刺激物腐蚀或注射刺激性的毒性物质。这些患者常常不同程度地存在偏执、强迫、精神分裂等精神疾病以及因某些心理创伤或因不可告人目的而发生自我摧残。这种情况一般以中青年成人多见,女性多于男性。追询病史时往往得不到患者本人的真情回复。

人工皮炎有哪些特殊表现?

由于皮肤的损害由自伤引起,因此多见于患者双手所能触及之处,表现为不对称形态分布,变异数较大,发生较突然。皮损表现可从条状红斑、瘀斑、皮肤浅表剥脱至齿缘性或切割性溃疡、坏死均可见及。还可有些奇异怪状的无法以其他皮肤病来解释的皮肤损害表现。

患了人工皮炎应如何正确处理？

局部皮肤损害可根据不同表现予以对症治疗，如继发化脓感染的可以依沙吖啶（利凡诺）、新霉素溶液或软膏涂搽。

对有心理障碍、精神疾病患者最主要是心理治疗，家庭其他成员应给以更多的关怀，如心理分析、调整认识和情绪以及系统服用多虑平等抗忧郁、精神分裂药物治疗。

（王月华、王侠生）

职业性皮炎

何谓职业性皮肤病？何谓职业性皮炎？

在任何职业性生产劳动过程中由于接触与生产环境有关的某些因素而引起的皮肤病统称为职业性皮肤病。其中又可依不同行业分别归属于工业职业性皮肤病、农业职业性皮肤病或其他行业职业性皮肤病。根据所发生的皮肤损害表现不同，又可分若干类型，其中以皮炎湿疹型最多见，此又可称之为职业性接触性皮炎型或简称为职业性皮炎。

引起职业性皮炎的原因有哪些？

在工作环境中能引起皮肤病变的有害物质及其他因素极多，而且随着工、农业及其他新兴产业的发展有与日俱增之势。归纳起来不外乎有以下4类与发病有关的原因。

（1）机械性因素　接触一些细微的粉尘或刺状物如石棉、矽尘、玻璃纤维等可引起皮肤瘙痒、刺痛等刺激症状，甚至轻微损伤性皮肤炎症。这些在工作中均极易发生，一般均比较局限而不严重。不过在这些细微破损的基础上，若再接触一些化学物质则更易发生急性皮肤炎症反应。

（2）物理性因素　主要包括高温、高湿、寒冷、电、日光、紫外线、激光、X线、镭以及放射性同位素等。高温环境引起的皮肤灼伤在冶炼、金属切削、翻砂、玻璃制品、耐火材料等工业中常见。长期操作于高温炉旁常在暴露部位引起火激红斑。在高温高湿环境下可致皮炎、痱子、摩擦红斑、指（趾）间浸渍擦烂等。在低温环境中的操作人员可发生冻疮、冻伤、冷性荨麻疹、冷性多形红斑等。在水上、高海拔或高纬度地区室外工作者因日光紫外线照射诱发晒斑或光敏性皮炎的相当常见。电焊工中因防护不当常发生电光性皮炎或电光性眼炎。长期从事激光、X光、镭射线及放射性同位素工作者，由于防护不当或操作失误可引起不同表现的皮肤损伤（放射性皮炎）。

（3）生物性因素　种类繁多，可引起皮肤炎的主要有昆虫类、水生生物类以及一些植物。如从事棉花、稻谷加工者可因其中滋生的螨虫叮咬引起瘙痒性皮疹（又称谷痒症）。从事水田劳动者可因水中动物血吸虫尾蚴（幼虫）钻进皮肤刺激而引起尾蚴皮炎。从事海产养殖者可因接触水中生活的水母、海葵刺蜇引起急性皮炎或皮肤刺伤。此外，从事林木及药材种植业工人因接触漆树、鱼藤、除虫菊及某些药材的汁液引起急性皮炎。

（4）化学性因素　这是引起职业性皮炎最常见也是最重要的致病原因，其种类极多，且在不断增加。有的一经与之接触均可引起皮肤损伤，如强酸强碱；有的仅少数人在接触后可引起皮肤反应，如某些重金属盐类化合物、有机染料；有的化学物则兼具此两种特性。此外，还有相当多的化学物在接触后并不引起皮肤炎症，而是通过皮肤吸收引起全身性中毒症状或某些内脏损害，如有机磷、有机汞类农药。致病的化学物根据其作用机制可分为原发性刺激物、皮肤致敏物及皮肤光感物3大类。①原发性刺激物：所谓原发性刺激物是指在一定浓度和数量情况下接触一定的时间后，任何接触者即使是初次接触都有可能在直接接触部位引起皮炎表现。其对皮肤作用的强弱和快慢可以各不相同，有些在接触以后几分钟到几小时以内即可引起反应，如硫酸、盐酸、硝酸及氢氧化钠（钙、铵）等，这类化学物又可称之为强刺激物；有些化学物需长期反复接触几天、几周甚至几个月后才可能出现可见的慢性皮肤炎症改变，如清洁卫生用品（肥皂、洗衣粉、洗手液），这类化学物又可称之为弱刺激物。②皮肤致敏物：这类化学物如首次与皮肤接触后一般不会引起皮肤炎症反应，而是需要经过4~20天

（平均8~9天）的致敏过程（潜伏期），如再次接触同样化学物则可在1~2天内出现可见的急性皮肤炎症表现。这种反应是通过机体内免疫系统的一系列复杂的致敏过程而引起的皮肤炎症反应，而不同于原发性刺激物是直接作用于接触部位引起皮肤病变的。从变态反应角度看，皮肤致敏物引起的皮肤炎症属于第Ⅳ型反应，即由T淋巴细胞介导的迟发型接触性超敏反应。据研究，因皮肤致敏物引起的皮炎发生率比因原发性刺激物引起的皮炎发生率要低得多。皮肤致敏物通常是一些低分子量（<500）化学物，常见及重要的皮肤致敏物包括金属盐类（铬酸盐、镍盐、汞盐等）、合成树脂类（环氧树脂、酚醛树脂、脲醛树脂、聚酯树脂等）、合成橡胶（促进剂、抗氧化剂）、染料（偶氮类）、药物（磺胺、青霉素及其中间体）、植物（野葛、漆树、雏菊、蓖麻籽、柠檬）等。③皮肤光感物：当接触这类化学物尚需暴露在日光或人工光源环境下方可引起皮炎反应。按其致病机制皮肤光感物又可分为光毒性及光敏性两类：前者任何人在接触一定量并经足够量光线照射后均可能发病；后者仅在少数接触者中发生。

常见的皮肤光感物有沥青、焦油类化学物，四环素族、磺胺及氯丙嗪等药物，无花果、酸橙、芹菜等植物。

影响职业性皮炎发生、发展的因素有哪些？

除了上述致病的直接原因外还有以下一些与职业性皮炎发生、发展密切相关的因素值得重视。

（1）性别与年龄　由于男女之间机体反应性的不同，一般而言，女性比男性比较容易发病，这可能与女性皮肤对化学物比较敏感有关。女性在月经期、妊娠期或更年期由于内分泌、代谢机能等方面的变化，也能使她们对外界环境中某些接触物的敏感性增高。就年龄而言，青年工人易发生急性皮炎反应，而中年以上的工人因工龄较长，长期反复接触产生"耐受"力，曾经发生过皮炎的人也可逐渐停止发病，仅少数人其皮炎经久不愈，皮疹呈湿疹样表现。

（2）皮肤类型　不同类型的皮肤具有不同的易感性。一般而论，皮脂分泌旺盛或多毛部位的皮肤，对各种矿物性油脂类化学物比较易感；比较干燥的皮肤对碱性物质或有机溶剂易感。

（3）出汗　当出汗时如接触某些固体粉状化学物，如氧化钙经汗水溶解变成氢氧化钙，则其刺激作用明显增强；汗水可溶解微量金属，如铬、镍等，使其离子化更有利于经皮肤吸收引起过敏性皮炎；汗水还可影响皮肤的酸碱度，从而影响皮肤对酸性或碱性化学物的缓冲保护作用。

（4）原有皮肤病情况　原先存在的某些皮肤病，往往成为潜在的诱发因素，如有湿疹者对多种环境因素比较敏感；有手足多汗者，若徒手操作某些化学物，则更易招致皮肤刺激或过敏反应；对光线易感者，若从事电焊操作，则易于发生电光性皮炎或电光性眼炎。

（5）季节　一般而论，职业性皮肤病，特别是皮炎湿疹型好发于气候炎热的季节，这可能和热天衣着少，暴露面积大，以致接触环境中多种致病因素的机会增多有关。热天出汗多，毛囊孔扩张，有利于化学物的经皮吸收，增强其局部的刺激作用。

（6）生产环境、个人卫生及其防护　如车间空气中有害气体、挥发物、粉尘等浓度愈高，则发生皮炎的机会愈大。个人卫生及防护做得好的可能减少发病机会甚至可能不发病。

职业性皮炎有哪些特殊表现？

职业性皮炎是职业性皮肤病中最常见的类型，据统计，约占整个职业性皮肤病的90%左右，是防治工作的重点。其临床表现和一般接触性皮炎或湿疹大致相同。在早期急性阶段，皮疹几乎均发生在与致病因素直接接触部位，一般以面、颈、手、前臂等暴露部位为主。皮疹范围常较局限，边界比较清楚。如所接触的化学物的致敏力强烈或机体的敏感性增高，则引起的皮炎范围可以比较广泛而不一定限于被接触部位，其边界亦往往呈弥散性。

因原发性刺激物引起的皮炎，如暂时离开生产岗位，皮疹可在1周左右迅速痊愈，如复工后再接触往往可以再发。因皮肤致敏物引起的皮炎，当停止接触致敏物后，皮疹消退时间较长，可历时2~3周方可痊愈。若继续接触，大多数人病情越发越轻，以后虽然继续从事原来工种工作，皮炎却不再出现，这种现象表明其耐受性增强。这种情况多见于工龄较长的中、老年工人中。也有少数人可愈发愈重以致不得不调换工种。

因接触光感性化学物而引起职业性光敏性皮炎亦比较常见。往往在接触光感物再暴露于直射日光后数小时发病。皮疹常限于直接暴光部位，如面颈部、前胸V形区、手背及前臂等，其边界鲜明。常伴有局部瘙痒、灼痛及眼部对光敏感表现。皮炎历时2周左右消退，常留有明显色素沉着斑。

职业性皮肤病除皮炎型外还有哪些类型？

职业性皮肤病除皮炎类型外还有多种不同的皮疹类型，主要的有以下10种。

（1）痤疮样疹　本型在职业性皮肤病中亦比较多见。其发生主要和长期接触石油、焦油及其分馏产物有关，故又称之为"油疹"。皮疹表现为毛囊性黑头、黑头丘疹，常有明显角化表现。损害往往密集分布于手指节伸侧、手背、前臂、面颧颊部等。病重者可出现毛囊炎或疖肿。长期接触卤代芳香烃化合物，如多氯联苯、多氯酚化学物亦可引起痤疮样疹，这种又称之为"氯痤疮"。无论是油疹或氯痤疮，病程均为慢性，常多年不愈。

（2）皮肤色素沉着　本型多见于工龄较长的中、老年工人。其发生主要和长期接触沥青、焦油及其分馏产物以及其他光感性化学物有关。此外，在从事橡胶业、印染业、制药业操作工中亦较常见。色素沉着往往局限于面、颈部及前臂等暴露部位，呈灰黑色或古铜色，片状、弥漫性或网状。病程呈慢性。脱离原岗位后可逐渐减轻。

（3）皮肤角化增厚　多见于从事徒手作业为主的工人如木工、打包工、锻铁工、运输工或经常接触水泥、石灰、矿石等的操作工以及经常接触碱性化学物者。上述各种机械性及化学性刺激，使皮肤失水、脱脂，致皮肤干燥、角化增厚、失去弹性，以致出现皮肤裂纹。一般好发于手掌、指关节附近。寒冷季节尤为多见。

（4）皮肤灼伤和溃疡　多因接触高浓度的酸、碱类化学物如硫酸、盐酸、硝酸、氢氧化钠、重铬酸盐及有机磷农药等所引起。初起时可为水肿性红斑、水疱，而后发展为组织坏死、溃疡。局部伴灼痛。电镀工人手部形成的溃疡呈鸟眼形，颇具特征性。溃疡常需数月治愈。

（5）皮肤浸渍糜烂　多见于在潮湿环境或水中作业者，如缫丝工、屠宰工、洗瓶工、水产养殖、加工及水稻种植工等。手部经长时间浸泡后，皮肤发白、松软、起皱，继而，已经松软、起皱的表皮因劳动操作极易招致表皮剥脱，形成糜烂。如暂停下水，轻者2~3天，重者4~5天即可复原。

（6）皮肤瘙痒症　接触玻璃纤维、石棉、棉絮、羊毛、铜屑以及多种化学物的粉尘或气态挥发物，可引起局部或全身皮肤瘙痒，但不出现可见的皮疹。本型的瘙痒症状每当下班洗浴、更衣后常可减轻或消失。

（7）皮肤赘生物　因生产性有害因素诱发的皮肤赘生物大多数是良性，少数也可以演变为恶性。诱发皮肤赘生物的因素众多，如长期接触石棉纤维可引起石棉疣；接触铍或矽引起异物肉芽肿；长期接触砷化物可引起疣状角化；长期接触焦油类化学物可诱发上皮细胞癌。光线特别是紫外线照射可增强焦油类化学物的致癌作用。

（8）毛发、指甲及汗腺损害　长期接触石油或焦油产物可引起毳毛折断；接触铊、汞、砷、锂、硒及氯乙烯可引起脱发。氟可致甲变色、甲分离；砷、磷可致甲变混浊；漂白粉可致甲变薄、变脆；有机溶剂可致甲分离、甲纵裂。接触砷、汞及漂白粉可诱发出汗增多。

（9）黏膜损害　接触汞、砷可致口腔炎；氟可致齿龈出血；铅、汞可致齿龈蓝灰色线；铬酸雾可致鼻黏膜炎和中隔穿孔。

（10）皮肤感染　如印染、缫丝操作工中的手、足癣；糖果、食品加工业中的念珠菌皮炎；煤矿工人中的化脓性皮肤病；屠宰业、毛皮加工业中的类丹毒；奶牛牧场操作工中的挤奶员结节等。

如何准确判断职业性皮肤病？

鉴于大多数职业性皮肤病的临床表现与非职业性皮肤病相似，通常缺乏特异性。因此，要准确判断一个人患的皮肤病究竟是不是因为他（她）的职业因素所引起，有时并非那么容易。就一般而论，常需要从以下几方面着手：

（1）要充分了解患者的有关职业史及现病史，其中包括年龄、工龄、劳动生产过程、生产原料、中间体及成品接触情况及个人卫生防护情况等。皮肤病发生、发展情况，可能的致病因素，特别是注意分析现发皮肤病与所在生产环境之间的因果关系。了解参加同工种其他生产人员中发病情况等。

（2）要仔细检查患者所患皮疹的形态及部位。职业性皮肤病无论哪种类型均常好发于暴露部位，因为暴露部位最容易遭受各种环境因素的侵袭。此外，有一些特殊情况亦有助于病情判断，如致病物为液体或固体，常致手、前臂部位发病；若为挥发性物质，则常累及面、颈部；若工作服被烟气或油液浸染，则常可使躯干等非暴露部位发病；若患者对致病物高度敏感，则皮疹可泛发全身。

（3）必要时需对患者的劳动现场做调查，详细了解产品的生产过程，各工段、工种操作情况，使用和接触的原料、中间体及成品等。此外，车间的卫生环境及安全防护设施亦应关注。在现场常需对所有从事生产的工人逐一进行个案调查。这样，才有可能对发病情况有一个比较全面的了解。

（4）对有些职业性皮肤病如皮炎型，为了弄清致病原因及其皮炎的性质（究竟是原发性刺激性皮炎还是过敏性皮炎？）常需要进行皮肤斑贴试验。

如何预防职业性皮炎的发生？

职业性皮炎的预防关键在于生产条件和环境的改善，操作规程的健全及卫生防护的加强。

生产条件的改善，其根本就是要实行生产设备的管道化、密闭化，操作过程的机械化、自动化。杜绝生产过程中的有害物质，用无毒或低毒物质代替，如采用石油沥青、天然沥青代替焦油沥青；用高分子环氧树脂代替低分子环氧树脂。在生产车间安装通风、排气、吸尘设备，尽量减少工作场所中的有害气体及粉尘。

健全工作场所的安全操作规程及检查监督制度。经常开展卫生宣教，不断提高广大劳动生产者特别是新工人的卫生防护知识水平，以贯彻群防群治的精神。

不断改善工作场所的卫生条件，配备必要的卫生设备，如化工车间必须安装用于化学灼伤急救的冲洗设备，粉尘多的车间应设置淋浴室。每次接触化学物后需及时清洗，下班后淋浴更衣。长期接触生产性有害物质的工人应定期进行体格检查。

加强个人防护，不同工种需配备不同要求的工作服，包括帽子、手套、口罩、围裙、披肩、防护眼镜及高筒靴等。各种个人防护用品应定期换洗。

有些工种尚需在暴露部位涂搽适当的皮肤防护剂，以减少或避免各种致病因素对皮肤的直接作用。要求所选用的皮肤防护剂必须对化学物具有良好的抗渗透作用，这种作用至少应能维持4小时以上；对皮肤无刺激或致敏作用；涂搽在皮肤上无任何不适感，亦不影响操作；易于涂搽，亦易于清洗。

对招收的新工人应进行就业前的体格检查，特别对一些接触有害物质的工种尤为重要。目的在于及早发现就业禁忌证，便于及早考虑另行安排。如原来患有过敏性皮肤病的就不宜从事化工行业工作；有光敏史的就不宜从事电焊工作。

职业性皮肤病有哪些特殊治疗方法？

治疗职业性皮肤病的基本原则、方法和采用的药物，与治疗其他一般皮肤病大致相同。但另一方面，由于职业性皮肤病的病因往往比较清楚，且临床表现和病程转归和一般皮肤病又并非完全一致，故治疗方面亦具有一定特殊性。

对急性化学性灼伤，需根据引起灼伤的化学物的酸碱特性，选用碱性或酸性溶液冲洗以起到中和作用，阻止毒物吸收及对局部皮肤组织的伤害。因铬酸盐引起的皮肤、黏膜溃疡可采用局部涂搽络合剂EDTA或BAL配制的乳膏或软膏，亦可选用还原剂硫代硫酸钠等。

对皮炎的处理和接触性皮炎处理相同。因患皮炎而暂停工作的，痊愈后应谨慎复工。如反复发作，愈发愈重显示高度敏感者，应考虑调换工种岗位。

对痤疮样疹应以局部治疗为主，常可选用维生素A酸类制剂，以抑制角化及皮脂分泌，从而改善病情。

对皮肤色素沉着可外用氢醌乳膏、维生素A酸类乳膏。同时可酌情内用维生素C、巯基类药物（如β-巯乙胺、谷胱甘肽）。亦可口服中药六味地黄丸。

对角化性皮疹主要采用局部治疗，常外用尿素、水杨酸或维生素A酸类配制的乳膏或软膏。搽药前先用温热水浸泡，收效更佳。

对浸渍糜烂性皮疹常外用具有干燥、收敛作用的药物，如扑粉（由枯矾、氧化锌、滑石粉等配制）、甲紫液、鞣酸软膏等。

对皮肤瘙痒表现每天下班后做到淋浴、更衣即可。如仍有瘙痒，可外搽樟脑、薄荷或糖皮质激素乳膏，睡前酌情服用一片氯苯那敏或赛庚啶。

对皮肤赘生物，如明确为良性，可试用维生素A酸类乳膏涂搽。但必须经常去专科医师处随访，如有异常改变，需作组织病理检查。如久治未效或有癌变征兆，宜及早手术切除为妥。

对毛发、指甲及汗腺损害，黏膜损害及各种皮肤感染，进行对症处理或病原治疗。

什么叫稻农皮炎？

稻农皮炎是指农民在种植水稻过程中所发生的皮肤病，是最常见、最具代表性的农业职业性皮肤病。在全国广大水稻种植区都有本病的发生。由于病因及生产背景的不同，本病可有多种类型和表现，其中以浸渍擦烂性皮炎和动物血吸虫尾蚴皮炎两种类型发病地区最广，对劳动力影响最大，故亦成为农业职业性皮肤病防治工作的重点。

（1）浸渍擦烂性皮炎 一般多见于每年7~8月份农忙季节。在我国农村主要见于气候比较温暖、潮湿的长江以南各省。发病率因生产环境和劳动条件的不同而异，在同一地区又可因为工种的不同而有差别。凡参加田间劳动者，均可能发生。近年来，由于发展农业机械化耕作，推广多种经营以及农村卫生保健工作的进一步加强，本病发生率已大大降低。本病的发生主要是因为在长时间的浸水基础上再因劳动，遭到机械性摩擦引起。此外，田间水温高、大气中湿度大及田水的酸碱度对发病亦有一定影响。

本病一般在连续下水作业2~3天后开始发生。开始表现为指（趾）蹼及其相邻的指（趾）侧皮肤变乳白色，表皮起皱、松软、肿胀，显示浸渍现象。继而由于徒手作业，致使已经松软、肿胀的表皮层因不断受到摩擦，势必引起表皮层擦破，露出红色糜烂面。病情轻的病变限于指（趾）间，重的可累及手掌、足底，甚至引起甲沟炎、甲床炎、甲板损伤。手掌、足跖部位尚可发生绿豆至黄豆大小蜂窝状角层剥蚀。患者常伴局部疼痛或瘙痒感。

本病如暂停下水田作业，轻者2~3天，重者4~5天即可痊愈。如伴发继发性细菌或真菌感染，则病程可延长。

对本病的治疗以收敛、干燥、防止继发感染为原则。轻的可撒上干燥性扑粉，一天数次；重的可搽3%甲紫液、2%鞣酸甘油或10%鞣酸软膏。

对本病的预防除改善生产环境、劳动条件外，加强个人防护在当前仍然是一项重要的切实可行的措施。开始下田前，在浸水部位搽一层黏性较大的油脂性皮肤防护剂；劳动结束后，用12.5%明矾（饱和浓度）、3%食盐水浸泡片刻，让其自行干燥，晚上临睡前再浸泡一次。经多年防治研究证明这是目前比较理想的一种简便易行、费用低廉的预防方法。

（2）动物血吸虫尾蚴皮炎 发病地区广泛，全国南至广东、福建，北至吉林、黑龙江，西至四川均有报道。一般多见于每年5~6月份。除水稻种植地区农民易患外，亦可见于从事其他水生植物种植者。不分男女老少，凡在疫区田间作业者都可能发病。近年来，由于化肥和农药使用普遍，家禽饲料管理加强，本病亦较少见。

本病主要是由于动物血吸虫尾蚴（幼虫）引起。动物血吸虫成虫平时寄生在鸭（包括野鸭）和牛体内（终宿主），产卵随粪便排出，在水中孵化成毛蚴，毛蚴钻入一种称椎实螺体内（中间宿主），最后发育成为尾蚴，在水中游动，如遇到鸭或牛，又钻进它们体内发育为成虫，完成其全部生活史。如果人们在水中作业时，碰到了尾蚴，尾蚴即钻入人们的皮肤，在局部引起急性炎症反应。不过，这种尾蚴钻入人的皮肤后很快死亡，不会侵入内脏引起内脏器官病变。

皮疹通常在接触疫水后5~30分钟出现。发疹限于小腿、足踝、手背及前臂等浸水部位。皮疹表现为绿豆大小红色水肿性丘疹、丘疱疹，疏散分布或密集成片。常伴剧痒。皮疹历时1~2周即可逐渐消退。

对本病的治疗以消炎、止痒、防止继发感染为主。一般外搽炉甘石洗剂或糖皮质激素乳膏即可。酌情内服一些抗组胺类药物。

对本病的预防主要从切断该类血吸虫的流行环节着手，一方面是结合农田施肥、喷洒农药，杀死锥实螺及尾蚴；另一方面是在下水前涂搽皮肤防护剂（如邻苯二甲酸二丁酯乳剂或氯硝柳胺硅油）以防止尾蚴的入侵。

什么叫菜农皮炎？

菜农皮炎是指农民在种植蔬菜过程中因感染钩虫幼虫（钩蚴）引起的急性皮肤炎症反应。一般以夏秋湿热季节多见。

钩虫（十二指肠钩虫及美洲钩虫）成虫寄生在人体肠道内，钩虫卵随粪便排出，在土壤中遇到适宜的温、湿度，历时1周左右孵化、发育为有感染力的丝状蚴。当农民赤足下田作业时，丝状蚴可迅速通过皮肤毛囊孔或皮肤比较薄嫩的部位钻入皮内，继而在入侵部位引起皮炎。

钩蚴入侵皮肤后常引起局部针刺样痒感或灼热感。1~2小时后即可出现红色丘疹或小疱疹。皮疹多发生于足踝下方、足底侧缘、趾间及手指指侧、手掌侧缘、腕屈面等。历时1周左右即可消退。若同时入侵的钩蚴较多时，3~8天后可出现血液嗜酸粒细胞增高及（或）哮喘等。此时表明入侵的钩蚴已经血循环通过心、肺、咽喉部，下行并进入肠道定居发育（钩虫病）。

加强粪便管理是预防本病的关键。同时应做好个人防护，下田作业时应穿胶鞋，可防止钩蚴的侵袭。

局部治疗以消炎、止痒、防止继发感染为主，可外搽炉甘石洗剂等。当粪便检出虫卵时，应及早内服驱虫药物。

什么叫农药皮炎？

在生产、包装、运输、配制和使用农药过程中因接触生产农药的原料、中间体或成品引起的皮肤病通称农药皮炎，是比较常见的一种职业性皮炎。

有机磷农药主要用作农业杀虫剂，主要的有1059（内吸磷）、1605（对硫磷）、磷胺、敌敌畏、美曲膦酯等。在农业使用中，如不遵守安全操作规程，常易引起中毒。有机磷农药易于从皮肤、黏膜吸收，一般在低浓度时对皮肤并无刺激，但在高浓度时则可引起刺激性皮炎。皮炎表现与其他化学物引起的接触性皮炎大致相同。少数可伴全身中毒反应。

有机氯农药常用的有666（六氯化苯）及DDT（二氯二苯三氯乙烷），常用作杀虫剂。其引起的皮炎亦与一般化学物引起的无异。少数可伴肝损害或神经精神系统表现。

农药皮炎应重在预防，对所有可能接触到这些农药的人员应进行专门培训；工作中应严格遵守各项安全操作规程。对皮炎进行局部对症治疗。如伴全身毒性症状应立即去医院就诊，采用硫酸阿托品、胆碱酯酶复能剂等。

（王侠生）

药物性皮炎

何谓药物性皮炎（药疹）？

任何药物对人体的作用具有两重性，既可以治病，也可以引起疾病。所谓药物性皮炎又称药疹，是指药物通过多种途径（包括口服、注射、口含、肛门或阴道塞入、腔内灌注、椎管及关节腔内注射、滴眼等）进入体内引起的以皮肤、黏膜发生皮疹为主要表现的一类反应性皮肤病。如果是因为局部外涂药物引起的皮疹则称为接触性皮炎而不称为药疹。

据统计，药疹在整个药物不良反应中是最为常见的一种表现，占到药物反应的1/3~1/4。随着医药卫生事业的发展以及药物品种的日益增多，包括药疹在内的药物不良反应也在不断地增多。上海华山医院皮肤科曾统计药疹在皮肤科门诊初诊患者中的比数，从1949年的0.1%到1958年的1.2%，10年间增长12倍。1982~1986年，上海8所大医院皮肤科的38万皮肤科门诊初诊患者中，药疹占2.37%，较50年代末又增长1倍。华山医院皮肤科住院患者中，药疹所占比重在近20年中亦呈上升趋势，从1983~1990年的5.28%增高至2006~2010年的12.30%。

药物性皮炎（药疹）在临床上有哪些类型？

药疹的类型众多，它常可模拟其他多种皮肤病或某些发疹性传染性疾病的表现。这里先以列表形式概括介绍，其中比较常见或重要的将分别在下文述及（见表2-1）。

表2-1 皮肤药物反应类型

（1）固定性红斑*	（17）脓疱疹（AGEP）
（2）麻疹样/猩红热样疹*	（18）血管炎
（3）荨麻疹样/血管性水肿*	（19）过敏性休克*
（4）多形红斑样*	（20）血清病型反应*
（5）环形红斑样	（21）注射局部反应
（6）结节红斑样	（22）嗜酸粒细胞增高肌痛综合征
（7）紫癜	（23）皮质激素反应
（8）玫瑰糠疹样	（24）细胞因子反应
（9）湿疹样	（25）治疗休克型反应
（10）重症多形红斑/Stevens-Johnson综合征*	（26）治疗矛盾型反应
（11）大疱性表皮坏死松解（中毒性表皮坏死松解）*	（27）口腔黏膜损害
（12）剥脱性皮炎/红皮病*	（28）皮肤色素异常
（13）药物超敏综合征*	（29）毛发异常
（14）光敏性药疹	（30）甲异常
（15）苔藓样疹	（31）药物诱发的一些皮肤病样反应（如系统性红斑狼疮、天疱疮、假性淋巴瘤、假性卟啉病等）
（16）痤疮样疹	

标有*有介绍条目

发疹型药疹有哪些特点？

发疹型药疹在整个药疹类型中是最为多见的一类，包括麻疹样/猩红热样疹、多形红斑样、荨麻疹样等类型。它们常具有以下一些临床特点。

（1）发疹前有明确的近期（1~2周内）用药史。

（2）起病突然，常有头昏、全身不适、发热、皮肤发痒等前驱症状。

（3）有规律性潜伏期，如为初次用药（即以前从未用过的药），常在连续用药4~20天，平均8~9天后方开始发疹；如为再次用药（即以前曾用过同样的药），常在24小时内发疹（对以前所用药物已经致敏情况下）。

（4）皮疹无论是呈哪一种形态（麻疹样/猩红热样疹、多形红斑样、荨麻疹样等），通常遍布全身，且往往对称分布。皮疹数量和色泽比被模拟的感染性疾病或皮肤病为多及更鲜艳。

（5）常伴有皮肤瘙痒及不同程度的全身症状如发热、头昏、全身不适、食欲减退等。

（6）整个病程历时1个月左右，轻的1~2周即可消退。如为麻疹样/猩红热样疹，炎症消退时可有继发性脱屑。

（7）实验室检查可见血液白细胞计数轻度增高，但中性粒细胞常无明显增高，嗜酸粒细胞常增高。

（8）皮肤过敏试验对预测药疹的发生与否及寻找药疹的致敏原价值有限。

何谓固定性药疹？

又称固定性红斑，是药疹中常见且容易识别的一种类型。本型药疹主要有以下几个特点。

（1）发疹前有明确的近期用药史；从用药至发疹之间有一定潜伏期；起病突然。

（2）典型皮疹常为圆形或椭圆形略带水肿性红斑，边缘清楚。比较重的可起水疱。

（3）一般常只有一片，少数可发几片。好发于皮肤黏膜交界部位，如口腔、肛门附近或外生殖器部位，分布不对称。

（4）如再次服用致敏药物，皮疹通常在原来发疹部位复发（这就是称其为固定性药疹的缘由）。复发疹常略大于初发疹，且数量也可增多。

（5）红斑性皮疹消退后常留下黑褐色色素沉着斑，可以数月甚至数年不退。

（6）常见的致敏药物有磺胺类、安乃近、氨基比林、非那西丁、巴比妥类及四环素类等。

何谓荨麻疹型药疹？它与一般荨麻疹有何区别？

荨麻疹型药疹是指由药物诱发的一类以风团样皮疹表现为主的药物不良反应，也是相当常见的药疹类型。本型药疹主要有以下几个特点。

（1）发疹前有明确的近期用药史；从用药至发疹之间有一定潜伏期；起病突然。

（2）皮疹主要表现为水肿性红斑及高起的风团样皮疹，色泽鲜艳；皮疹常泛发全身。偶有血管性水肿同时伴发，常局限于上唇、眼睑、咽喉部。

（3）常伴剧烈瘙痒；发热、不适等全身反应。

（4）病程中风团样疹持续时间常超过24小时。

（5）本型发生机制可分免疫性及非免疫性两种：前者常因青霉素、β-内酰胺类抗生素及呋喃唑酮等诱发；后者常因阿司匹林、非甾体类抗炎剂、多黏菌素、放射线显影剂、阿片类等诱发。

荨麻疹型药疹与荨麻疹既有些相似之处，也有些不同点，兹列表如下（见表2-2）。

表2-2　荨麻疹型药疹与荨麻疹的区别

区别点	荨麻疹型药疹荨	麻疹
（1）发疹前诱因	药物	常不明，食物、感染、气候、精神等
（2）皮疹特点	风团量多，色鲜艳，持续时间常在24小时以上（指单个皮疹）	风团数较少，正常肤色或稍红，皮疹此起彼伏，单个皮疹持续存在不超过24小时
（3）全身症状	常伴发热、头昏、食欲减退等	多不伴全身症状
（4）病程	及时停药后皮疹在2~4周内可逐渐平息	可反复发作达数月或数年（慢性）

重症多形红斑型药疹有哪些特点？它和Stevens-Johnson综合征是同一种病吗？

多形红斑是有多种原因诱发的一种急性炎症性皮肤病。而重症多形红斑是指除皮肤损害外还同时伴发口腔、眼或外生殖器等黏膜损害，不但有皮肤黏膜损害，还常伴发热等全身症状。其发病原因主要与疱疹病毒或支原体感染有关。而重症多形红斑型药疹是专指由药物引起的一组。在整个药疹类型中不太多见，但属于重症药疹之一，常列为需要及早积极治疗的对象。该型药疹常具有以下几个特点。

（1）因药物诱发的约占整个重症多形红斑的50%。

（2）患者以儿童、青少年多见，男性略多于女性。

（3）皮疹除水肿性丘疹，多同时有典型靶形皮疹（自内向外依次为圆形紫红色斑、四周水肿性堤状隆起及外围绕以红晕）或大疱疹。

（4）皮疹主要分布于头面部，两侧手、足、前臂、小腿等肢端部位，躯干相对较少。

（5）眼、口腔及（或）外生殖器等黏膜部位出现疱疹、糜烂、渗出等。

（6）常同时伴发热、头痛、关节疼痛等全身症状，部分患者可有肝、肾、心功能异常。

（7）皮疹组织病理检查主要显示真皮急性炎症性改变，表皮坏死轻微。

（8）若处理及时、妥善，预后较好。皮疹多在3~4周消退痊愈。

关于重症多形红斑型药疹与Stevens-Johnson综合征以往认为是同一种病症，将它们看作是同义名，自20世纪90年代开始主张两者系不同病症，既有一些相似之处，也有许多不同点：后者皮疹以紫癜性斑疹及疱疹为主；躯干部位好发；黏膜受累比前者更重；局部常伴灼痛感；皮疹组织病理显示表皮坏死明显；病死率达5%~6%。

大疱性表皮坏死松解型药疹有何特点？

本型药疹又称"中毒性表皮坏死松解症"，是药疹中最为严重的一种类型，一旦确定诊断，应作为抢救对象，及早积极治疗。本型药疹在国内是由上海华山医院皮肤科在1958年首次发现的，并于1962年总结报道4例。自那以后，国内各地也陆续报告这类病例，据不完全统计近50余年中已累计报告300余例。病死率高达25%~40%。本型药疹主要有以下一些特点。

（1）发疹前多有明确的近期用药史（90%以上）。

（2）患者以中、老年居多数（75%）；女性略多于男性。

（3）起病急骤，皮疹常在1~4天内遍及全身。

（4）皮疹以弥漫性紫红色、出血性斑片及松弛性大疱为主。随着表皮大面积坏死松解，表皮剥脱，往往出现大面积糜烂面，常超过体表面积的30%以上。局部常伴明显灼痛、触痛感。

（5）口腔、眼及（或）外生殖器黏膜部位同时出现急性炎症反应（90%以上）。

（6）发热（常在39~40℃）及肝、肾、心、脑等内脏器官受损常见。

（7）血液白细胞计数增高，而嗜酸粒细胞计数在极度危重病例常降低。

（8）皮疹组织病理检查常显示表皮全层细胞坏死。

根据临床观察，发现一般患者的年龄越大，皮疹面积越大，预后就越差。

本型药疹有时需和金黄色葡萄球菌性烫伤样皮肤综合征相区别：后者是由金黄色葡萄球菌感染所引起，故常常先有一感染性病灶存在；主要见于儿童；大疱性皮疹不累及黏膜部位；及时采用抗生素治疗，1周左右即可痊愈。

剥脱性皮炎型药疹有哪些特点？

剥脱性皮炎（或称剥脱性红皮病）型药疹是重症药疹之一。在整个药疹类型中占4%~8%。本型药疹主要有以下一些特点。

（1）发病的潜伏期较长，即从用药开始至引起皮疹往往需要20天甚至更长的时间。

（2）皮疹呈进行性发展，病情逐渐加重。常以畏寒、头痛、全身不适、瘙痒、发热为前驱症状，继而出现皮疹。

（3）皮疹多从头面部开始，逐渐发展到全身，开始以弥漫性水肿性红斑为主，尤以面、颈为明显，肿胀渗出。历时2周左右，炎症性红肿表现渐趋减轻，代之以出现大片脱屑。这种脱屑现象反复出现，可持续数周甚至更久。手、足部的脱屑如同破手套、破袜子样。有时指甲、毛发亦可脱落。

（4）全身症状明显，常同时伴有高热及内脏器官（肝、肾、心等）损害，出现功能异常。

（5）病程慢性迁延，常可达1~3个月或更久，而后方始逐渐痊愈。

（6）主要的致敏药物为青霉素类（阿莫西林、氨苄西林等）、头孢类抗生素、氯丙嗪、别嘌呤醇、苯巴比妥、卡马西平、氨苯砜、保泰松、对氨水杨酸、磺胺类及砷制剂（少数中药制剂含有此成分）等。

何谓药物超敏综合征？

药物超敏综合征是一种严重的药物不良反应。本病症是20世纪60年代才被人提出，比较少见但相当严重。发病机制尚不十分清楚，可能是首先通过药物性代谢产物与体内蛋白质组分结合引发免疫性T淋巴细胞活化，而后，已经活化的T淋巴细胞再激活了存在体内的人类疱疹病毒6型（HHV-6），诱导产生一系列临床症候群。

引起本病症的药物主要有：抗惊厥药（苯妥英钠、卡马西平、拉莫三嗪）、磺胺类、氨苯砜、别嘌呤醇、米诺环素、金制剂等。

本病症主要有以下特点。

（1）其病的潜伏期长，2~6周，平均3周。

（2）皮疹发生后至少持续存在2周以上。皮疹表现多种多样，可呈大片水肿性红斑、斑丘疹、丘疹、疱疹、紫癜、脓疱、剥脱性皮炎等（85%）。

（3）发高热≥38℃；肌肉关节疼痛；肝炎及（或）肾、肺、心等内脏损害等；淋巴结肿大。

（4）血液白细胞计数增高（>1100/mm³）、嗜酸粒细胞增多（≥$1.0×10^9$/L或>1500/mm³）及淋巴细胞增多并出现异形细胞（>5%）。

（5）病程迁延，容易反复。

（6）病死率较高（约10%）。

过敏性休克是怎样引起的，如何识别和救治？

因对药物或其他原因过敏而引起的休克反应称之为过敏性休克，占所有药物过敏反应的10%左右，病死率可高达14%，是一种相当严重的药物不良反应。一旦发生必须立即救治。药物诱发的过敏性休克实际上是一种异常的免疫反应。进入体内的药物或其代谢物首先与一种特殊的IgE抗体相结合，导致体内一些参与免疫反应的细胞释放组胺等一系列生物活性物质，引起全身微小血管广泛扩张，随之血压急剧下降，一些内脏器官因血液灌注不足，正常功能受到严重影响，因而，在临床上就出现了一系列过敏性休克表现。

可引起过敏性休克的药物很多，血清生物制品（如各种抗毒血清、器官浸液、疫苗等）、抗生素、普鲁卡因等均属比较容易诱发过敏性休克的药物。值得一提的是在抗生素中青霉素又是最为多见的一种，据统计，在抗生素诱发的休克反应中约3/4以上归咎于青霉素，其次为链霉素。还有，一向被认为安全的维生素类特别是B族维生素注射剂（如B_1、B_{12}）及一些中草药制剂（如丹参注射液、双黄连注射液、生脉注射液、羚翘解毒丸、云南白药等）均已有引起休克反应的报道，值得大家关注。

由于药源性休克反应是一种变态反应，它的发生并不取决于药物用量的大小。对高度敏感的人，即使接受微量的药物（如青霉素皮肤试验）亦可能诱发休克反应。

药源性过敏性休克反应常有以下一些特点，认识这些特点，可帮助我们及时识别，及时救治。

（1）发病急骤，常于用药后立即发生，大多在5分钟以内，少数也可出现在用药30分钟后。

（2）出现的主要症状有4组。

呼吸道阻塞症状：常见，如胸闷、呼吸困难等。

血液循环障碍症状：常见，如心悸、四肢发冷、脉搏细速、血压下降等。

大脑缺氧症状：如头晕、视力模糊、意识不清、失语、感觉减退、昏迷等。

皮肤症状：如风疹块样皮疹、瘙痒等。

（3）如救治及时、妥善，多于1~2小时内即可恢复正常，且无后遗症。

对过敏性休克的处理，及时救治是关键！

在用药过程中如发现皮肤瘙痒、红斑、风团样皮疹、胸闷、不适等，应立即停用一切可疑药物，让患者躺平，消除紧张心理。予以吸氧，监测血压变化。及早采用糖皮质激素、肾上腺素等（这些措施均应在医院内进行）。

对本病症应重在预防，有药物过敏史者每当就医用药时更应倍加谨慎，尽量少用或不用容易致敏的药物，如青霉素及血清生物制品。如必须要用，一定要先做皮肤过敏试验。

何谓血清病型反应？

因药物诱发呈血清病型反应是药物不良反应的一种特殊类型，因为它在发病的潜伏期、临床表现以及发病的病理生理改变，均和应用免疫血清引起的血清病极其相似，故将其称之为血清病型药物反应。

本病症的发生主要是通过Ⅲ型变态反应即免疫复合物型反应。当药物进入体内，如为首次用药，其反应往往出现用药后1~2周；如为再次用药（即以往曾经用过同样药物），则可在用药后几分钟至几小时内即可出现反应。这是因为药物作为抗原在体内经过1~2周时间，刺激机体的免疫系统产生足够的抗体，并与仍然存留在血液中的抗原相结合，形成抗原–抗体复合物，沉积于体内各个部位和器官的小血管壁上，引起一系列病理生理改变。

引起本型反应的药物以血清生物制品、各种疫苗为最常见，其他如青霉素、呋喃唑酮、胰岛素、肝素、链激酶、硫氧嘧啶类、非类固醇抗炎剂、ACE抑制剂等均已有报告。

本病症在临床上常具有以下特点。

（1）首次用药后经1~2周潜伏期即可发生。

（2）常先后或同时出现关节疼痛、荨麻疹样皮疹、淋巴结肿大及发热等。重的还可以出现因咽喉黏膜水肿引起呼吸困难，心肌炎、脑水肿、暂时性耳聋及周围神经炎等。

（3）90%患者可在注射部位发生瘙痒性水肿性红斑、风团样疹。

血清病型药物反应虽不十分常见，但一旦发生，对机体常带来一定损害，必须及时妥善处理。

通常情况下应如何判断药疹？

到目前为止，要识别一个人患的究竟是不是药物性皮炎（药疹），主要还是依靠详细的病史（用药情况）分析，皮疹发生发展的特点，伴发的全身及局部症状以及病情的转归等，而一些实验室检查有的仅能作为判断病情的参考，而不能作为依据。一般而论，判断药疹主要根据以下几点。

（1）发疹前有明确的用药史，特别是近2~3周的用药情况，包括药物名称、用法、用量、疗程（起止日期）等；以往用药情况及有无过敏反应。

（2）从用药开始到出现不良反应之间的间隔时间，即所谓潜伏期，看看是否符合药疹发生的规律。

（3）起病突然还是渐进性，有无全身不适、头昏、皮肤瘙痒等前驱症状。

（4）皮疹是否从头面部开始，并很快泛发全身大部分区域。皮疹的形态、数量及色泽如何。药疹皮疹几乎均表现为全身泛发对称（固定红斑型药疹例外），皮疹数量及色泽比被模拟的皮肤病多，而且更鲜艳。

（5）局部及全身症状如何，药疹多伴瘙痒及发热等，部分严重的类型可出现肝、肾、心等器官功能异常。

（6）实验室检查可出现血液白细胞总数增多，嗜酸粒细胞增多，但多无特异性。

（7）病程多有自限性，轻的1~2周，重的3~4周即可消退。少数重症类型或发生并发症者则可迁延达1个月以上或更长。

如何预防药物性皮炎的发生？

对于药物不良反应的预防，我们认为要从各相关部门、人员着手，包括药物生产单位、药物反应检测部门、医务人员及患者本人等。

（1）制药企业（工厂）方面　厂方要把好药品质量关，不少药物不良反应的发生与其药物制剂中的杂质有关，如能加以提纯，其致敏的危险性当可大大减少。此外，某些添加剂、赋形剂亦有可能增加发生药物反应的可能性，如能采用质量较好的添加剂、赋形剂，当可提高药品制剂的安全性。

（2）药物不良反应的监测方面　1989年我国已正式成立国家药物不良反应监测中心，1997年我国已成为世界卫生组织国际监测合作计划参加国的正式成员。有关药物反应的监测工作在我国已逐步走向系统化、制度化。

（3）医务人员方面　在诊病过程中应做到以下几点：①在每次开处方前详细询问患者本人及家族过敏史；②严格掌握用药指征，切忌滥用药物；③熟悉所用药物的药理特性及其化学结构，以防发生交叉过敏；④用药期间严密观察各种药物反应的先兆表现，如出现不适、皮肤发痒、发热等，应及时停用一切可疑致敏药物；⑤对已发生过药物反应者，应在其病历卡上标明发生反应日期、类型及致敏药物，并嘱患者以后到任何一科就诊时应主动将药物过敏史告诉主治医师。

（4）患者方面　①有了小伤小病时，不要盲目用药。用药前至少对所用药品有一定了解。②一旦患病，应及时去正规医院就诊，切勿轻信媒体广告上一些不实宣传，乱投医，乱用药，以免延误病情。③用药期间如遇突然发生的各种异常表现，应及时去医院相关科室就诊咨询。

药物性皮炎能否预测？皮肤过敏试验有预测价值吗？

原则上任何药物用了以后都有可能引起药物不良反应，但一种药物用后是否会发生过敏则很难预测。我们只能认为一些具有过敏性体质者如患有支气管哮喘、枯草热、荨麻疹或特应性皮炎的人发生药物过敏反应的机会比正常人要多。还有，在所有药物中有一部分药物比起其他药物更加容易引起过敏，如青霉素类、头孢菌素类、解热镇痛类、镇静安眠类、磺胺类及血清生物制品等药物。因此，对具有过敏体质者用药或者是在应用容易致敏的药物时均应特别谨慎。还有，以往已经发生过对某种药物过敏的人，严格避免再次给予相同的药物，即使其他一些化学结构相似的药物亦应尽量不用或慎用。

皮肤过敏试验在临床上是常用的一种诊断性测试方法。在预测药物过敏反应中目前用得最多的是青霉素及普鲁卡因皮内试验，即在前臂内侧将微量青霉素及普鲁卡因分别作皮内注射，在30分钟内观察有无局部反应，如为阳性，则提示该受试者不能应用青霉素及普鲁卡因，否则，有可能引起对青霉素及普鲁卡因的过敏性休克反应。所以，在我国早已明文规定在应用青霉素及普鲁卡因之前必须先做皮肤过敏试验。但是，这种皮肤过敏试验并不能预测受试者在用了青霉素或普鲁卡因后是否会发生药物性皮炎。我们在临床上曾遇到数以百计的青霉素药物性皮炎患者在用药之前均做过青霉素皮肤试验且均为阴性情况下用药的。我们的解释是：这种青霉素或普鲁卡因皮内试验主要是用来预测Ⅰ型变态反应（过敏性休克），而这些药物诱发的药物性皮炎多为Ⅳ型或Ⅲ型变态反应，故这种皮肤试验对预测药疹价值有限。

药物性皮炎的治疗原则主要包括哪些？

药疹的治疗应根据病情轻重区别对待。

（1）停用一切可疑的致敏药物，这是事关尽快控制病情的基本措施。如同时在应用几种药物，则应仔细分析，区别对待。

（2）重视全身支持疗法，这对病情较重的类型尤为必要。具体包括卧床休息，适宜的室温和照明，适当饮食，严格消毒隔离，多饮水，加强排泄。多注意对患者的心理疏导，消除对病情的顾虑。

（3）根据病情轻重，应用不同治疗方案。

轻型：常服用抗组胺类药物、维生素C，外搽炉甘石洗剂即可。

中型：可伴低热等全身症状，除上述药物外可口服泼尼松20~30mg/天。

重型：主要指大疱型、剥脱性皮炎型以及伴有高热、内脏损害等全身症状的其他类型药疹。这类药疹必须及早住院处理，有些特别危重的患者，应作为抢救对象，采取以下一些措施。

①糖皮质激素制剂：如琥珀氢化可的松、甲基泼尼松龙或地塞米松，均采用静脉滴注给药。用得越早，效果越好。剂量要用足。应用激素治疗过程中需注意滴速宜缓慢；疗程中勿随意更改制剂品种和给药途径；病情稳定后药量应逐步递减，不可过早停药；注意治疗中可能出现的不良反应。②丙种球蛋白静脉滴注：当激素用了以后尚不能阻止病情发展时可考虑采用。有时可与激素同时应用。该药价格较高，药源紧张，应用受一定限制。③抗生素：如伴发明显的细菌感染时，酌情加用广谱、安全的抗生素。一般情况下不必采用。④如有内脏损害，应作相应治疗。⑤重视皮肤、黏膜（包括眼、口腔、外阴）损害的局部护理和治疗，这对重症类型的患者千万不可忽视。

（王侠生）

剥脱性皮炎

何谓剥脱性皮炎？

剥脱性皮炎又名剥脱性红皮病，简称红皮病，是一种累及全身皮肤的红斑鳞屑性皮肤病。早期急性阶段以全身皮肤红肿、渗出表现为主，后期常以反复脱屑表现为主。可伴全身及内脏器官受累症状及实验室检查异常。诱发因素很多，有因药物过敏引起，有从其他皮肤病发展演变而来，有的可能是某些内脏恶性肿瘤在皮肤上的反应性表现，还有相当多的患者一时查不出明确的病原，对后一种情况常称之为特发性剥脱性红皮病。

剥脱性皮炎是怎样引起的？

剥脱性皮炎是由多种因素所引起的，归纳起来大致可分为4类。

（1）药物过敏　因药物诱发的红皮病占整个剥脱性红皮病的比重在1954年为7.8%，至1973年已达到40%。有许多药物可诱发。病情重笃，常危及生命。

（2）继发于其他皮肤病　一些炎症性皮肤病如接触性皮炎、湿疹、脂溢性皮炎、遗传过敏性皮炎、银屑病、毛发红糠疹等，因治疗不及时或处理不当均有可能发展成全身性剥脱性红皮病。值得指出的是寻常型银屑病因不适当地使用糖皮质激素静脉注射或口服治疗而演变为红皮病的情况时有所见，给患者日后的进一步治疗造成一定困难，也给患者增添新的病痛。

（3）内脏系统恶性肿瘤的反应 继发于某种内脏系统恶性肿瘤的红皮病占到整个红皮病的8%~20%，主要是淋巴网状内皮系统恶性肿瘤，包括蕈样肉芽肿、霍奇金病、白血病、恶性淋巴瘤等，尤以前两种为最多，约占恶性肿瘤并发剥脱性红皮病的70%以上。少数脏器肿瘤如前列腺癌、肺癌、甲状腺癌等也可并发红皮病。至于恶性肿瘤和红皮病两者在发生时间上的关系，尚不一致，有的先有红皮病，而后发现肿瘤；有的先有肿瘤，而后再出现红皮病。

（4）原因不明 一部分红皮病患者经多方检查找不出明确的原因，将其称为特发性剥脱性红皮病。不过，对这些所谓特发性病例，特别是老年患者，必须做好定期随访，因为有些隐藏在体内的肿瘤病灶，在早期可能既无临床症状，也无实验室检查的异常发现。只有通过长期反复仔细检查，才有可能发现问题。

剥脱性皮炎有哪些主要表现？

剥脱性皮炎的临床表现当然以皮肤症状为最突出，最直观，也是最容易识别。一开始早期阶段常以全身皮肤弥漫性潮红、肿胀、浸润为主，在面颈、腋下、乳房下、腹股沟等处还可伴渗出。色泽鲜红至暗红色不等。常伴瘙痒。历时2~3周进展至稳定阶段，急性炎症反应开始好转，肿胀、渗出程度逐渐减轻，色泽变暗、变淡，并开始出现脱屑。再经4~6周病情转入慢性阶段，皮损常以浸润、脱屑表现为主。鳞屑可细小如糠秕状，或呈大片脱屑，脱屑一批接一批反复产生。

除皮疹外，毛发、指甲均可有不同程度脱落或变形。大部分患者可出现腋下、腹股沟、颈部等部位浅淋巴结肿大。

多数患者伴不同程度发热，除药源性的常为高热外，其他原因诱发的多为低热。

1/3~2/3患者可出现肝大和（或）脾大。如肝、脾大显著的应考虑伴存恶性淋巴瘤。

除上述临床表现外，还可出现水、电解质紊乱，蛋白代谢失常，以及血象改变（如白细胞增加、嗜酸粒细胞增高、血沉增快）。如伴恶性淋巴瘤、白血病，血常规和骨髓检查均可出现相关的异常细胞。

本病病程长短与诱发因素有关，如由药物诱发，及时停用致病药物，及时妥善处理，可望于1~3个月痊愈；如继发于其他皮肤病，常经久难愈，且常反复；若伴恶性肿瘤，如能及时发现并经有效治疗，红皮病当可逐渐消退，否则，如隐藏的肿瘤未能及时发现或难以彻底治疗（如恶性淋巴瘤、白血病），红皮病则可呈进行性发展。

剥脱性皮炎该如何处理？

对于本病的处理首先要做的是尽快查清发病的原因，并尽早采取有针对性的措施，如系药物过敏诱发的，应查明致敏药物，并立即停用；如继发于某种皮肤病，在基本控制了红皮病之后应着手治疗原有的皮肤病；如发现伴发恶性肿瘤，则在对红皮病进行症状治疗的同时，对肿瘤应采取积极治疗，包括化疗、放疗及手术治疗等；对一时尚未查清病因的所谓特发性患者则边治疗、边随访，以期发现一切可能的诱发因素。

鉴于本病是一种可累及多种内脏系统的全身性疾病，而不是仅仅局限于皮肤的病症。因此，注重支持疗法，加强护理及各种对症治疗千万不可忽视。

糖皮质激素对大多数红皮病患者特别是在初发急性阶段常常是必要的治疗药物，可有效地控制病情的发展。待病情稳定趋向好转时即可缓慢减量直至维持量，绝不可操之过急。过快减量或过早停用均可能导致病情反跳或加重的危险。

对皮疹治疗，以消炎、止痒、安抚保护、防止继发感染为原则，外搽无刺激性的干燥性扑粉、氧化锌滑石粉混悬剂、炉甘石混悬剂等，如皮损区过于干燥，可酌情外涂尿囊素硅油乳膏或乳膏基质（亲水性霜剂）。

抗生素的应用，视病情而定，如有继发感染（细菌性、真菌性或病毒性），则选用相应的抗感染药物；如无任何感染迹象，则不必采用。

（王侠生）

湿疹

什么叫湿疹?

湿疹是一种由各种内外因素引起的,容易复发的瘙痒性、炎症性皮肤病。湿疹是皮肤科中最常见的一类皮肤病,不管男女老幼,不管什么季节,都可以发生。患者瘙痒剧烈,在急性期以丘疱疹为主,在慢性期以表皮肥厚和苔藓样变为主。皮损可以局限发疹,也可以泛发全身。患者的皮疹往往对称分布,形态多种多样。原发的皮损可有红斑、丘疹、水疱,继发的皮损有抓痕、结痂、糜烂、渗出或苔藓样皮肤增厚。湿疹往往反复发作,如病因不除则易趋于慢性。

湿疹是怎样引起的?它有传染性吗?

湿疹是一种常见的瘙痒性皮肤病。引起湿疹的原因非常复杂,既有内因,也有外因,因果关系复杂。湿疹一般认为是内因和外因相互作用而发生的一种皮肤变态反应(过敏反应)。

湿疹的内因主要是机体的过敏素质,它与遗传有关。患者具有过敏素质,其家族中也常有人存在过敏性病史,他们比正常人容易发生接触性皮炎、药疹等。其他如慢性胃肠道功能障碍、肠道寄生虫、营养不良、感染病灶、新陈代谢和内分泌功能紊乱等,均可成为诱发和加重湿疹的内在因素。神经功能障碍、多汗、疲劳、精神紧张、焦虑、失眠、抑郁及精神创伤均可诱发乃至加重湿疹。

湿疹的外在因素非常多，有的患者对食物过敏，吃了鱼、虾、蟹、蛋、牛羊肉、奶制品，甚至某些蔬菜、水果等往往诱发、加重湿疹；有些患者吸入某些过敏原如花粉、尘螨、动物皮毛、皮屑、灰尘、真菌等也加重湿疹；各种理化因素刺激如日晒后紫外线可加重日光性湿疹；寒冷时皮肤易干燥皲裂；炎热时皮肤多汗易被浸渍，摩擦抓破；生活中过多使用肥皂、清洁剂等，可使皮肤屏障受到破坏，失去其保护功能，导致某些刺激物或致敏物吸收入体内，导致湿疹发生；化妆品、香脂、染发剂、杀虫剂、汽油、化纤、羊毛织品等，都是湿疹的致敏因素。

湿疹患者的过敏素质并非一成不变，可随年龄、外部环境的改变而变化。许多患者的皮肤对外界物质的敏感性，随病程的发展而逐渐增高，而对某些刺激，因长期耐受而逐渐降低。所以，引起湿疹的原因纷繁复杂，但是不管从内因还是外因看，湿疹是没有传染性的，家庭中如有人患了湿疹，绝不要担心它会"传染"给其他人。

湿疹有哪些类型？

湿疹皮损为多形性皮疹，可有红斑、水肿、丘疹、丘疱疹、水疱、渗出、糜烂、结痂、鳞屑和浸润肥厚或苔藓样变等。按发病过程可分为急性、亚急性及慢性湿疹3种。

（1）急性湿疹　此型患者瘙痒剧烈，夜间更是痒得影响睡眠。皮疹初起为红斑、水肿，在此基础上出现密集、粟米大的丘疹、丘疱疹或小水疱，可因搔破水疱的疱顶而呈明显点状渗出及小片状糜烂面或结痂，严重时糜烂处浆液不断渗出。皮损在病变中心往往较重，并逐渐向周围蔓延，边缘不清，可有散在的丘疹、丘疱疹。患者因瘙痒而剧烈搔抓，或滥用药物，或用热水、肥皂等烫洗，使病情加重。有的甚至伴发感染，出现化脓性损害，如出现脓疱，有脓液渗出，结起脓痂，局部疼痛或压痛，可伴局部淋巴结肿大压痛。急性湿疹常对称分布，可发于全身，也可局限于某一部位。

患者经治疗后皮损可消退，也可转变成亚急性湿疹或慢性湿疹，而后者受到内外因素的激发常可再次急性发作。

（2）亚急性湿疹　如果急性湿疹的炎症减轻，或急性期未及时处理，可发生亚急性湿疹。在此期中，患者皮疹的红肿、渗出减轻，皮损以小丘疹、鳞屑和结痂为主，仅有少量丘疱疹或小水疱或糜烂。此期瘙痒仍明显，病程可迁延数周，常趋慢性化，也可在慢性湿疹基础上出现反复急性、亚急性发疹。

（3）慢性湿疹　急性湿疹、亚急性湿疹反复发作不愈可演变成慢性湿疹，亦可一开始并无明显急性、亚急性表现，出现红斑丘疹，经过一段时间后直接表现出慢性湿疹。此型瘙痒剧烈常呈阵发性。皮损表现为肥厚的浸润性斑片，边界局限，表面粗糙，覆以少量鳞屑，或因搔抓而出现抓痕、糜烂、点状渗出和血痂，有苔藓样变，周围可见散在小丘疹，可伴有色素沉着或色素减退。皮损经治疗后可渐痊愈，但受内外因素刺激后又可急性发作，病程可反复迁延达数月或数年之久。

慢性湿疹好发于哪些特殊部位？

慢性湿疹可发于全身任何部位，但以下部位较为好发。

（1）手部湿疹　手部湿疹易受气候影响，冬重夏轻。对手部湿疹影响最大的是家务劳动和某些职业因素，最容易受过多水洗、洗涤剂等外界刺激加重。患者手部有红斑、浸润肥厚，角化过度者易发生皲裂。在手指、掌侧常有丘疱疹、水疱，伴有色素沉着。指甲损害常使甲变形，出现横沟。此型顽固难治。

（2）小腿湿疹　多见中老年人，常对称发生于小腿伸侧或侧面下1/3处，多并发静脉曲张。皮损呈局限性暗棕红色，可有红斑、丘疹、丘疱疹、糜烂、渗出、肥厚，常伴色素沉着或色素减退。在踝部长期不愈者易发生慢性营养障碍性溃疡。

（3）头皮湿疹　男女均可发生，以女性为多，常由染发剂、定型剂、洗发剂等刺激引起，呈弥漫性。可有较多渗液，有时带脂溢性，形成黄痂覆盖在头皮上，痂多时可将头发粘结成团。如有继发感染可有臭味，甚至脱发。

（4）面部湿疹 较多见，常由化妆品及使用外用药不当激发加重，表现为红斑、丘疹、可少量渗液，上覆少量鳞屑。常易反复，病程较长。

（5）耳部湿疹 在小儿头面部湿疹时常见，也可在成人中由眼镜架等摩擦引起，多见于耳轮上部和耳后皱褶处。表现为红斑、渗液，可有皲裂、结痂。外耳道湿疹可由中耳炎或挖耳加重，如果继发感染可出现脓性分泌物和脓痂。

（6）阴囊湿疹 常局限于阴囊，瘙痒较剧，因搔抓、热水烫使阴囊红肿糜烂，皱纹深阔，浸润肥厚。大部分患者局部干燥，有薄痂和鳞屑，伴色素沉着。病程慢性，常多年不愈。

（7）女阴湿疹 常累及大、小阴唇及周围皮肤。患处浸润肥厚，边缘清楚，常因搔抓而抓破糜烂，有时呈水肿性，可继发色素沉着或减退。月经及白带的刺激可使病情呈慢性，经久难愈。

（8）肛周湿疹 局限于肛周，奇痒难忍。局部潮湿红斑，浸润肥厚，可发生皲裂。

手部湿疹和手癣有何区别？

手部湿疹是一种瘙痒性、炎症性、与变态反应有关的皮肤病，可仅仅单发在手部，也可以是全身性或其他部位湿疹的一部分表现。手癣是皮肤癣菌侵犯手掌角质层导致的感染。两者的鉴别诊断在临床医疗中非常重要，下面介绍它们的区别。

从症状看，湿疹瘙痒显著，而手癣可痒，也可不痒；从皮损对称性看，湿疹常累及双手，往往对称，而手癣初始多发生于一侧手，病久者也可双手发病，指甲常受累变形、增厚或毁损；从发疹部位看，湿疹多发手指手背，也见手掌，而手癣多先发手掌，再蔓延至手背出现体癣；从皮损形态看，湿疹可有红斑、丘疹、丘疱疹、水疱等，可见多形性皮损，而手癣呈环状皮损向外扩展，由丘疹鳞屑组成，中央趋好转；从皮损的边界看，湿疹边界常不显著，而手癣常见环状边界或部分环状；皮损处取皮屑显微镜下看，湿疹找不到皮肤癣菌，而手癣常可找到皮肤癣菌。

患了湿疹在日常生活中应如何护理？

湿疹因其反复发作，给患者增加了不少烦恼，所以患者应对自己的生活习惯、工作环境、作息时间、饮食嗜好及精神状态作全面剖析，尽可能找到引发湿疹的原因，且尽可能避免。

患者应对全身情况作全面检查，以排除慢性病灶及内脏器官疾病导致湿疹的可能。要注意休息，放松身心，不要过于紧张焦虑。

应避免易致敏和辛、辣、腥的刺激性饮食，如鱼、虾、蟹、羊肉、蛋、奶制品、浓茶、咖啡、烟酒、某些蔬菜水果都会诱发加重湿疹，对此应作相应避免。

患者在发疹期间，花草树木多的地方少去，否则花粉、尘螨、灰尘吸入会加重；新装修房要延长通风时间，以防气源性化学物过敏；不要养宠物，因为患者可能对动物皮毛过敏。

湿疹患者在渗液较多的局部不要水洗，其余无渗出部位可以沐浴，但注意不要用烫水，不要用力搓，沐浴露和肥皂尽量少用。

对一些皮肤干燥的湿疹患者，沐浴后适当涂抹一些保湿润肤的乳剂。

有了湿疹该如何治疗？

湿疹治疗的首要任务就是尽可能找到并去除可疑的诱发和加重因素。

（1）对因治疗　去除前述病因，如为尘螨过敏所致，可行脱敏疗法。

（2）内用疗法　内服药物可选用抗组胺药如氯雷他定、西替利嗪、酮替芬、赛庚啶等。因湿疹多在夜间剧痒，故最好晚餐后或睡前服用。也可辅以维生素C、钙剂。皮损较重时可口服或静滴复方甘草酸苷。白三烯拮抗剂如孟鲁司特对一些患者也有效。如患者皮损广泛而严重，经一般治疗无明显改善者可内用糖皮质激素，短期应用好转后逐步撤减用量，应用皮质激素应多考虑不良反应，对老年患者尤要慎用。

（3）外用疗法　对于急性湿疹有明显渗液的患者，可用3%硼酸溶液湿敷，继发感染者可用0.5%新霉素溶液湿敷；亚急性、慢性湿疹可用含糖皮质激素乳膏；慢性湿疹皮损呈苔藓样变时，可用煤焦油软膏等。针对面部皮损，要慎用糖皮质激素类药物，可用抗组胺药、非甾体类消炎药的外用制剂，也可用钙调磷酸酶抑制剂如他克莫司或吡美莫司。

（4）中医疗法　急性湿疹以清热、利湿为主，方宜龙胆泻肝汤加减；若有化脓感染者可选紫花地丁、蒲公英、蚤休、金银花、连翘等；亚急性湿疹以健脾利湿为主，佐以清热，方宜胃苓汤加减；慢性湿疹以养血、祛风为主，佐以清热、利湿，方宜养血定风汤加减，或市售中成药如参苓白术丸、三妙丸等。

（5）特殊治疗　对于一些一般治疗效果不佳者，可作窄波紫外线照射，但对于12岁以下的儿童要慎用。

（魏明辉、王侠生）

遗传过敏性湿疹

什么叫遗传过敏性湿疹？

遗传过敏性湿疹又名特应性皮炎、异位性皮炎，是一种慢性、复发性、炎症性皮肤病，瘙痒剧烈。本病的发生和发展与遗传、免疫功能紊乱、皮肤屏障功能异常、药理生理学异常、微生物的皮肤定植等多种因素有关。

患者常在出生后12个月内发病，可以自然缓解，又可再发，随年龄增长，皮损常由渗出性皮疹向慢性苔藓化转变。在婴儿期，皮损最常发生在面部，多呈急性或亚急性湿疹表现；儿童期至成人期皮损好发于四肢伸面或肘、腘窝处，多呈亚急性或慢性湿疹表现，也可急性发作。瘙痒剧烈，病程迁延反复，严重影响患者的生活、学习和工作。不过，经过有效的治疗及诱发加重因素的避免，随着患儿的生长发育，许多患者能够痊愈，部分未愈者，皮损常转为慢性湿疹表现且皮损累及面积常逐渐局限在身体某些部位。

患者有特殊的遗传倾向和过敏素质，易对环境中多种过敏原致敏，常伴有过敏性鼻炎、哮喘病史。血嗜酸粒细胞增加，血清总IgE及特异性IgE升高。

遗传过敏性湿疹是怎样引起的？

引起遗传过敏性湿疹的原因非常复杂。从遗传方面看，约70%的遗传过敏性湿疹患者有家族遗传过敏史；如父母双亲均有本病，则子女发生此病的风险可高达75%；如父母中有一方患本病，则子女发此病的风险可高达30%。基因组研究结果提示有多个基因位点与本病的发生相关，目前认为本病为一种多基因遗传的疾病。此外，患者表皮屏障功能也存异常，经表皮水分丢失增多，皮肤很容易变得干燥、粗糙，此又可加重瘙痒，使搔抓过度，抗原及刺激物渗透增加，进一步促进炎症反应。

从免疫方面看，患者有免疫反应异常，表现在既有免疫缺陷，又有免疫亢进。患者有细胞免疫缺陷，外周血T淋巴细胞低下，中性粒细胞和单核细胞功能缺陷，容易出现病毒、细菌和真菌的感染。患者同时存在免疫亢进，容易对环境中的变应原、食物产生速发性变态反应，引起肥大细胞脱颗粒，释放组胺等炎症介质，引发红斑、瘙痒。吸入或食入的变应原通过特异性IgE与朗格汉斯细胞表面的IgE受体结合，把变应原递呈给T细胞，诱导迟发性变态反应，导致湿疹样皮损。在遗传过敏性湿疹发病中，患者免疫调控的失常，尤其是Th1/Th2的失衡，左右着本病的急、慢性发病。在本病中，急性期患者的Th2比Th1占优势，IL-4升高，IFN-γ下降造成IgE容易产生，激活肥大细胞产生一系列炎症反应。

其他如金葡菌定植、超抗原反应、环核苷酸代谢异常等在本病的发生、发展中可能均起到一定的作用。

遗传过敏性湿疹除湿疹外还有哪些特殊皮肤表现？易伴发哪些过敏性病症？

遗传过敏性湿疹除了前述的临床表现以外，还可有一些特殊表现。

（1）干皮症　皮肤干燥，附有糠秕状鳞屑，以四肢伸侧明显，冬季加重，约3/4病例伴有此症。

（2）鱼鳞病　皮肤有鱼鳞状鳞屑，多见于下肢，以小腿更甚，约有半数患儿可见。

（3）掌纹症　表现为两掌，特别在大、小鱼际和指掌面皮纹增宽、加深，约半数病例可见。

（4）唇炎　主要见于上唇，有干性细小鳞屑，可伴纵行裂隙。

（5）苍白面容　患者面色苍白，尤其多发儿童期患者，约有1/3。

（6）白色糠疹　主要发生在面部，为圆形或椭圆形色素减退斑，上附细小鳞屑，儿童期多见。

（7）眶周黑晕　表现在眼周的境界不清的暗灰色晕，约见于半数病例。

（8）毛周隆起　表现为皮肤毛囊口的针头大小正常肤色的丘疹，俗称"鸡皮肤"。

（9）白色划痕症　用钝棒摩擦皮肤后，正常人皮肤划痕处出现发红反应，而本病患者出现苍白色，约见于半数患者。

此外，部分患者还可出现毛周角化、颈前皱褶、眶下皱褶、汗疱疹、掌跖皲裂性皮炎、小棘苔藓、光敏等，严重者可出现红皮病。

遗传过敏性湿疹易伴发过敏性鼻炎、哮喘、过敏性结膜炎、荨麻疹等过敏性病症。

"奶癣"是吃奶引起的吗？

"奶癣"是一般人对发生于婴幼儿的遗传过敏性湿疹的一种俗称，医学上称之为婴儿湿疹。因为它的发病刚好正处于母乳喂养期，被误以为可能和吃奶有关。因此，有人早早地就给婴儿停奶；也有人在小孩发"奶癣"时不到医院就诊，误认为停止喂奶后可使"奶癣"好转。其实，这两种想法都是错误的，造成不良的后果就是：婴儿缺乏正确的母乳喂养而影响了婴儿的健康生长。由于对"奶癣"没有及时、正确的治疗而导致疾病加剧、皮损泛发及病程迁延。

"奶癣"是一种什么样的皮肤病呢？据考证，"奶癣"也是中医学术上的病名，我国古代医学家陈实功于1617年在其所著《外科正宗》中称："儿在胎中，母食五辛……遗热于儿，生后头面全身发为奶癣，流脂成片，睡卧不安，瘙痒不绝。"这里指的"奶癣"可能即为遗传过敏性湿疹的婴儿期表现（称婴儿湿疹）。

遗传过敏性湿疹是婴儿中比较常见的皮肤病。主要发生在头面部，严重的也可发于躯干、四肢。婴儿可在出生1个多月或更早些，在面部，特别是两颊和前额部发生潮红斑片，伴有粟粒大小丘疹、丘疱疹，常剧痒，因搔抓、摩擦而致糜烂、渗液、出血、结痂等。以后向邻近部位发展，可累及头皮，头发间有散在的附着于发根部的小黄痂，有的类似脂溢性皮炎的表现。继发感染时可伴发热和局部淋巴结肿大。皮损也可累及双耳、颈部。重则可延及躯干、四肢、臀部。常反复发作，时轻时重，病程慢性。轻的在半岁以后逐渐缓解，红肿渐消，渗液减少，皮损变干燥，覆有薄痂或鳞屑。

本病患者具有先天性易过敏的体质，发病与变态反应密切相关。患者致敏的种类繁多，主要有屋尘、尘螨、动物羽毛、真菌、花粉和食物如牛奶、鸡蛋、鱼、虾、蟹等蛋白质，以及气候突变、感染等常使病情恶化。因此，有不少人认为本病是一种难治疾病而忧心忡忡。确实，本病由于有遗传因素，加之瘙痒是本病突出的症状，给治疗带来不少困难，但只要正确治疗，仍能获得满意的疗效。其中精心护理和合理喂养亦是防治本病的重要环节。我们曾作过调查，在婴幼儿中，婴儿湿疹发生率高达16.81%，但到小学年龄后，大多数患儿痊愈，皮疹仍未好转的仅占1.42%。因此，经过正确、积极的治疗，大多数婴儿湿疹是能治愈的。

患有遗传过敏性湿疹的儿童为什么要"忌口"？

食物过敏与儿童、婴儿的遗传过敏性湿疹密切相关，许多患儿家长已在日常生活中明显感觉到这个问题，因此，避免那些可以明显诱发或加重本病的食物摄入非常重要。

有证据表明遗传过敏性湿疹患者的胃黏膜有异常，能允许少量块状或未经消化的食物蛋白进入血流成为变应原，激发异常的免疫反应。超过90%的患儿过敏食物是鱼、虾、蟹、鸡蛋、牛奶、坚果、大豆、麦子等。

患儿对食物过敏可以是一种，也可有多种。随着年龄增大，部分患儿会逐渐失去对食物的过敏反应性。

虽然实验结果有所差异，但目前仍然认为，要提倡母乳喂养，母亲对某些易过敏的食物要控制摄入，延长母乳喂养时间，延迟摄入人工食品添加剂，这样做对患儿是有益的。

然而，患儿的"忌口"不必面面俱到，因为每个患儿食物过敏种类并不一样。不建议单纯依赖或根据化验筛查结果禁止摄入某种食物，这些结果有假阴性，也有假阳性。对于筛查阳性的食物，最好在密切监测下进食，如确实过敏，再予禁食。

所以，为了减少某些食物诱发或加重本病，要在日常生活中积累经验，逐一增加辅食品种，密切观察食物和本病的相关性，可重复观察。这样，患儿就可以在"忌口"的同时保持足够的营养摄入，保证患儿健康地生长发育。

遗传过敏性湿疹的治疗和普通湿疹有何区别？

一般湿疹的治疗原则完全适用于遗传过敏性湿疹。但是，后者比前者更应在下列方面予以加强。

（1）综合治疗瘙痒　遗传过敏性湿疹患者对痒的耐受性降低，容易受轻微刺激如摩擦、粉尘、温度变化、干燥或出汗等引发瘙痒。而瘙痒的搔抓使患者皮肤屏障功能更差，更易加重皮损，症状更重，导致恶性循环。所以要针对上述情况综合治疗瘙痒。

（2）保湿润肤　本病患者存在干皮症及皮肤屏障功能异常，角质层保水能力低，透皮水丧失增加，角质层含水量低，容易出现皮肤干燥、表皮裂隙。而且，患者皮脂腺数目少，分泌能力也比正常人低。上述情况易使过敏原进入皮肤产生反应，皮肤干燥本身又加重瘙痒。所以保湿润肤剂的使用在遗传过敏性湿疹尤为重要。

（3）抗微生物治疗　在遗传过敏性湿疹患者中，金黄色葡萄球菌定植于表皮是很常见的。金黄色葡萄球菌可通过多种机制加重本病。抗金葡萄外毒素的IgE抗体可通过速发性变态反应致本病加重；金葡菌外毒素也可作为超抗原加重炎症反应。此外，糠秕孢子菌、白色念珠菌、病毒感染也常见于本病。所以抗微生物治疗也是本病治疗的一个环节，要视具体情况制定相应方案。一些免疫增强剂也有助于治疗。

（4）伴存的过敏性疾病的治疗　遗传过敏性湿疹治疗应考虑到其他伴存的过敏性鼻炎、哮喘、过敏性结膜炎、荨麻疹等所处病理阶段的特殊性，从而在治疗方案上有所取舍。

（5）心理健康的教育和指导　由于本病迁延难愈，对患者的生活、学习、工作造成很大影响，有些患者出现自卑、焦虑等心理障碍，而焦虑对遗传过敏性湿疹有肯定的影响。所以，适当的心理辅导是有意义的。由于本病的严重程度与环境因素相关，因此，健康教育必不可少。

（魏明辉、王侠生）

痒疹

什么叫痒疹？痒疹是怎样引起的？

痒疹是一组以丘疹性皮疹为主，伴剧烈瘙痒的急性或慢性炎症性皮肤病的总称。其早期表现为水肿性丘疹，以后水肿消退，呈现坚实的丘疹，并由于剧痒搔抓形成表皮剥脱、局部增厚、苔藓样变和色素沉着。

引起痒疹的病因很多，以变应性为主，在不同患者可有不同的诱发因素，诸如昆虫叮咬、贫血、妊娠、胃肠道功能紊乱、肠道寄生虫、神经精神等等。也有相当多患者始终查不出明确的致病因素。部分与白血病、淋巴瘤有关，后者常称之为症状性痒疹。

痒疹有哪几种？各有何特殊表现？

痒疹可分为3类：①急性单纯性痒疹；②慢性痒疹，包括慢性单纯性痒疹、早发性痒疹、结节性痒疹；③症状性痒疹，包括妊娠性痒疹、淋巴瘤性痒疹、白血病性痒疹等。

急性单纯性痒疹又名丘疹性荨麻疹，其中有一部分又称虫咬皮炎，皮损为鲜红色风团样水肿性丘疹，呈纺锤形，中央可有小水疱或丘疱疹，也可抓破结痂。可成批发生，瘙痒剧烈。部分病例可能与昆虫叮咬有关。

慢性单纯性痒疹的皮损为米粒至绿豆大小的圆顶丘疹，淡红色，质坚实，顶部有时可有一小水疱，因剧痒搔抓使丘疹周围起红晕，皮疹多为散在分布而少有融合。由于长期反复发疹、搔抓，可呈苔藓样变，或呈湿疹样皮炎表现。皮疹多发生于四肢伸侧，常两侧对称。

早发性痒疹一般始发于周岁末的婴儿，初起皮损为水肿性红斑、丘疹或丘疱疹，随着红斑水肿消退，留下淡红色质坚丘疹。由于剧痒搔抓，皮疹表面常有剥脱、血痂，长期发疹可使皮肤增厚，色素沉着。皮损以四肢伸侧为主。这种痒疹患儿常有家族成员过敏史背景。

结节性痒疹的损害初起为水肿性红色丘疹，迅即呈黄豆或更大的半球状结节，继之呈疣状增生，表面粗糙呈暗褐色。此病剧痒难忍，抓破结节顶部起血痂，可出现色素沉着，结节周围可呈苔藓样变。皮损以四肢为多，尤以小腿伸侧为甚。这类痒疹病程慢性，常经久难愈。

症状性痒疹基本损害为伴剧痒的风团样丘疹，可能与体内代谢产物或自身变应性因素有关。

痒疹有哪些防治方法？

痒疹的防治首先在于去除各种诱发因素，如减少局部刺激（如避免搔抓、热水洗烫）、防止虫咬、查明和治疗相关疾病。口服抗组胺类药，也可同时服用镇静抗焦虑药物如多塞平。皮损广泛和严重病例可采用普鲁卡因静脉封闭疗法，口服雷公藤或沙利度胺。局部外用糖皮质激素制剂和角质剥脱剂。结节肥厚者可用封包疗法，个别严重肥厚结节可在损害内局部注射长效糖皮质激素。顽固病例可采用紫外线光疗或光化学疗法。

（魏明辉、王侠生）

自体敏感性湿疹

什么叫自体敏感性湿疹？

自体敏感性湿疹是患者对自身所患皮肤病变经刺激后，因某种物质吸收后，产生的过敏而引起的皮肤炎症反应。

患者发病前常先有皮肤的原发病变，经各种不适当的刺激后，原发病灶急性加重，出现红肿、糜烂和渗液。经过1~2周后出现继发灶，即继发性皮疹，其分布以四肢，尤以上肢为主，其次为躯干，面颈部较少发生。皮损往往对称分布，近半数为全身性。继发灶的皮疹形态，多呈成堆出现粟米大红色丘疹和浆液性小疱，迅速融合成小片状，表面糜烂渗液，形成菲薄浆液性痂，随后形成鳞屑，留有色素沉着而愈。此外，呈散在的粟米至米粒大的红丘疹，常因搔抓附有小血痂，丘疹渐转暗红，上覆轻微鳞屑而愈合，色素沉着可有可无。

继发灶病程随原发灶的性质、治疗情况、机体敏感性而异。一般当原发灶好转后，继发灶皮疹可逐渐消退，短则10天左右，长则迁延数周至数月。

自体敏感性湿疹是怎样引起的？

自体敏感性湿疹是一种过敏反应。早在1921年，有学者观察到有人小腿前部发生撞伤出现血肿，小腿部出现湿疹样皮炎，局部用毛巾搓擦后引起渗出、肿胀、出血。10天后出现泛发性发疹，如粟米大丘疹，足部出现疱疹性湿疹，其浆液流经的部位出现条状红斑甚至水疱，因而首先提出自身敏感的概念，以后有学者就将此类皮肤病称为自体敏感性湿疹（皮炎）。

从发病机制而言，患者必须先有一原发性皮损病灶，以接触性皮炎、瘀积性皮炎、慢性小腿溃疡、钱币状湿疹、脂溢性皮炎和遗传过敏性湿疹为多见。如原发灶处理不当，使用刺激性外用药，受到物理、化学性刺激，或有细菌感染等，可使局部自身病变组织的蛋白或其分解产物与药物或细菌等结合形成抗原性物质，被吸收后即可引起以湿疹样皮疹为主要表现的迟发性变态反应。

自体敏感性湿疹还有哪些特殊表现？

自体敏感性湿疹除了可具一般湿疹的皮损外，还可出现一些特殊表现，主要有以下3种。

（1）玫瑰糠疹样皮损　初起为椭圆形红斑或斑丘疹，迅即形成鳞屑，皮损颜色变淡，鳞屑渐少，留有色素沉着而愈。

（2）汗疱疹样皮损　手掌、指侧出现米粒至绿豆大密集水疱，进而干涸或破裂脱皮。

（3）同形反应　部分患者在自体敏感性湿疹存在时，在外观正常的皮肤部位如遇到外伤、虫咬、搔抓等刺激后也可出现类似本病症的湿疹性皮损。

一旦发生自体敏感性湿疹该如何处理？

发生自体敏感性湿疹后，处理的关键在于治疗原发性病灶。首先要明确诊断出原发灶的疾病性质，才能有针对性治疗。在原发灶治疗总则的指导下，针对原发灶的皮损特点予以相应处理。如皮损渗液较多，可用3%硼酸湿敷，如有继发感染，应先选用适当的抗生素局部外用或口服，同时可作细菌培养。

在治疗原发病灶的同时，要针对继发病灶用药。可口服抗组胺类药、维生素C，也可口服清热利湿的中药，继发皮损的外用治疗可参照湿疹。如果损害广泛而严重，一般治疗效果不明显，可短期服用糖皮质激素药物。

（魏明辉、王侠生）

月经疹

什么叫月经疹？

月经疹是指对自体分泌的黄体酮过敏且与月经周期有关而发生的皮疹，故又称自体过敏性黄体酮皮炎。常见的皮损有如下类型。

（1）痛经疹　发生于痛经妇女，月经来潮时发病。皮损惯发于面部、躯干、四肢，呈红斑、丘疹、风团、水疱等，也有在面颊部呈酒渣鼻样红斑。

（2）紫癜　发生在小腿和躯干下垂部位，呈点状或环状瘀点、瘀斑，分布对称。有时伴发热，血小板计数可下降。

（3）周期性口腔溃疡　通常在月经来潮前数天发生，散在分布，无痛，愈后无瘢痕。有时外阴部也有。呈周期性发作，妊娠时缓解，分娩后又发。

此外，尚可发生月经性疱疹，好发于口唇和大、小阴唇；月经性荨麻疹则局限于外阴及其周围皮肤；也有泛发的荨麻疹或出现血管性水肿；也可呈多形红斑或结节性红斑。有些患者有局限于外阴部的瘙痒。

月经疹是怎样引起的？

月经疹的发病与月经周期密切相关。月经来潮时，体内雌激素水平低，月经来潮前发疹的发病机制可能为对体内黄体酮或其代谢产物发生的一种自身免疫性反应。月经来潮时，体内雌激素水平降低，皮肤较敏感，易发生变应性反应。行经期血小板数量下降，血循环内出现纤维溶解现象，故易发生紫癜。月经期血管运动神经可出现功能障碍也是月经疹病因之一。

针对上述月经疹的病因，给予抗组胺类药物、维生素C、钙剂等，有时试用雌激素治疗可有一定的疗效。

（魏明辉、王侠生）

小腿静脉曲张性湿疹

什么是小腿静脉曲张性湿疹？

小腿静脉曲张性湿疹又称瘀积性皮炎或瘀滞性湿疹，是静脉曲张综合征中常见的皮肤表现。

患者皮损常始发于小腿下1/3处，局部轻度水肿，久站后或傍晚时明显，次晨起身时可消退或减轻，小腿前下部及两足踝部附近可逐渐发生红色斑疹、瘀点和暗褐色的色素沉着，继而可出现水疱、糜烂、渗液、结痂。患者可反复发疹，也可迁延持续，出现色素沉着或减退、脱屑、皲裂、皮肤浸润肥厚呈苔藓样变。此后，皮肤及皮下组织因进行性纤维化而使皮肤发硬，致皮肤不易捏起。在内踝附近常因破溃出现难愈的溃疡俗称"老烂脚"。

部分患者因皮肤糜烂、溃疡可招致继发感染，可出现丹毒（流火）等。溃疡长期不愈合的部分老年患者偶有发生癌变的可能。

为什么会发生小腿静脉曲张性湿疹？

引起小腿的静脉曲张性湿疹的诱因主要是患者原先存在的下肢静脉曲张。造成静脉曲张有多种因素，除先天性静脉壁薄弱和静脉瓣缺陷外，亦可继发于血栓性静脉炎后的静脉闭塞、长期站立工作、重体力劳动、妇女怀孕或盆腔肿瘤压迫等。

静脉曲张后，下肢血液回流变慢或倒流，造成静脉瘀血，血液含氧量及营养成分减少，毛细血管壁通透性增加，液体、蛋白质、红细胞和代谢产物等渗入到血管周围的皮肤及皮下组织，形成水肿，可产生瘙痒、酸胀或感觉异常，久而久之，再不断受到外周环境因素刺激，即可出现小腿湿疹性皮疹。

如果患者有过敏素质，泛发的湿疹出现于患有静脉曲张的小腿部位，此时静脉曲张处的小腿湿疹也常迁延难愈。此外，局部搔抓、不当外用药治疗、外伤亦可能成为发病的诱因。

怎么治疗小腿静脉曲张性湿疹？

小腿静脉曲张性湿疹的治疗应标本兼顾。患者平时可用弹力绑带包扎静脉曲张的下肢，避免久站和长途行走，避免重体力劳动，休息时宜平放患肢，改善局部血液循环，以减轻静脉曲张所致的瘀血。

外科施行的大隐静脉剥脱术对部分患者而言是个根治术，但是由于静脉侧支循环的复杂性，部分患者仍然无效。在曲张的静脉内注入硬化剂对部分患者也有效。

患者局部的处理按照湿疹的治疗原则进行。溃疡渗出可用湿敷，如继发感染，可根据严重程度给予抗生素药膏外用或口服、注射抗生素。为促进溃疡愈合，可给予氦氖激光照射，中、长波紫外线照射等理疗措施。如溃疡周边皮肤明显改善，外科可对不愈的溃疡切除植皮。

对于小腿静脉曲张性湿疹出现的溃疡，如经久不愈，边缘隆起如堤状，创面散发恶臭，应警惕癌变，需及早作病理组织检查。

（魏明辉、王侠生）

传染性湿疹样皮炎

什么是传染性湿疹样皮炎？它会传染给别人吗？

传染性湿疹样皮炎是一种围绕病灶或位于皱褶部位的一种感染性皮炎。细菌感染在其病因上起重要作用。局部外伤、病灶区的处理不当、糜烂渗出往往是诱发本病的重要前提。

本病皮损培养出来的菌丛比正常人多，而培养出来的葡萄球菌再接种于患处并不起明显作用。用培养物和滤液重复接种于人和实验动物，有时可引起湿疹。所以，本病并不是一般意义上的传染病，一般是不会传染给别人的。

本病常发生于皱褶部位、创面伤口、溃疡、窦道、瘘管周围以及其他渗出性皮损处。常由于出汗、搔抓、不清洁、治疗不当等引发。局部红斑、渗液、结痂，结痂可群集如脓疱疮，也可如多层脂溢样潮湿鳞屑痂皮堆积，其下为生肉色创面，边缘鲜明。其角质层可裂开呈领圈样，在外围边缘上可有小脓疱，感觉疼痛，可经久不愈。本病治疗原则首先要去除病因，并作局部细菌培养。保持创面清洁。同时根据严重程度酌情选用局部或系统应用抗生素治疗。

（魏明辉、王侠生）

真菌性湿疹、癣菌疹、汗疱疹

何谓真菌性湿疹？该怎么处理？

皮肤感染真菌（又称霉菌）后，由于病原体的蛋白成分、分泌代谢产物等对皮肤刺激而使局部皮肤对其产生过敏性炎症反应，从而出现局部的湿疹样皮炎，称之为皮肤真菌感染的湿疹化，又称真菌性湿疹。这些患者常具有过敏体质。

患者首先有皮肤的真菌感染，如手足癣、体股癣等，有其相应的感染症状。当皮肤真菌感染未及时治疗、治疗无效或治疗不当，导致局部出现瘙痒或瘙痒加重，在真菌感染的皮损上新发红斑、丘疹、丘疱疹、水疱，甚至糜烂、渗液。皮损反复者或局部经不良刺激；可出现苔藓样变或浸润增厚。

患者出现上述情况，单用抗湿疹药或单用抗真菌药都是不够的，应该联合应用。局部有渗液时，可用3%硼酸溶液湿敷；如无渗液，可外用抗真菌药物或抗真菌和抗湿疹药联合外用；患者应系统应用治疗湿疹的药物，以口服为主，如抗组胺类药或清热利湿的中药。要注意的是，局部湿疹样皮疹严重时可短时联合外用糖皮质激素。目前市售的一些复方制剂如复方酮康唑、卤米松三氯生乳膏均可选用。

什么是癣菌疹？如何治疗？

癣菌疹是皮肤癣菌及其代谢产物通过血液循环在病灶外引起的全身性

或局限性皮肤过敏反应。癣菌疹与病原菌的种类有关，亲动物性皮肤癣菌侵入机体后引起的局部炎症反应强烈，易致癣菌疹，而亲人性皮肤癣菌则较少引起。

临床表现为已有癣病灶活动的患者，突然在病灶以外的皮肤上出现皮损，可伴有瘙痒甚至剧痒。皮损形态可多种多样，常见的有以下几种类型：

（1）汗疱疹型 此型最常见，指侧和掌心突然出现绿豆大小的厚壁水疱，疱内充满浆液，水疱周围无红晕，水疱不融合，对称分布，干后有点状脱屑。

（2）丹毒样型 皮损为丹毒样红斑，可有一片至数片不等，每片边缘鲜明，一般不硬，无痛或稍有痛感，一般无全身症状，多见于小腿，可发展至大腿。

（3）湿疹样型 突发于四肢，尤其是下肢大片湿疹样损害，皮损可多形性，对称分布。

（4）丘疹型 突然发生的集聚性丘疹、斑丘疹或毛囊性丘疹，多见于四肢，可泛发全身。

患者的癣病灶经治疗好转后，癣菌疹也随之消退。所以治疗本病的关键在于用抗真菌药物积极治疗原发的活动性癣病灶，同时服用抗过敏药物。癣菌疹皮损局部外用温和保护剂如樟脑硫黄炉甘石洗剂。如癣病灶有继发性细菌感染，则局部应先以抗细菌感染为主，尔后再行局部抗真菌治疗。

什么是汗疱疹？该如何处理？

汗疱疹又名出汗不良或出汗不良性湿疹，是一种发生于掌跖、手指、足趾侧面皮肤的复发性非炎症性水疱性皮病，这些患者常伴有多汗症，以夏天多见。

汗疱疹可发生于任何年龄，但以儿童及青少年多见。患者可有不同程度的灼热、瘙痒感。典型皮疹为突然出现的小水疱，呈粟米大小，较深，呈半球形略高于皮面，对称分布。水疱可以融合成大疱，甚至可大于豌豆。

如水疱不自行破裂，2~3周内多自行吸收消退，形成领圈状脱屑。如皮损继发感染可呈现手部肿胀、疼痛、活动受限。可继发甲营养不良，呈现甲的不规则横嵴、凹窝、肥厚或变色。病情往往反复，有些每年定期发生，经过数年后自行痊愈。

汗疱疹的处理应采取综合措施。应避免精神紧张和情绪激动，减少手足多汗。局部有水疱损害时宜外用止痒收敛性洗剂，如复方醋酸铝溶液等。如已剥脱干燥疼痛者，可外用15%尿素乳膏或同时外用糖皮质激素乳膏。可适当服用抗组胺类药、镇静药，必要时口服抗胆碱能药物。中成药玉屏风冲剂（或胶囊）对部分患者亦有效。严重病例可短程小剂量服用糖皮质激素，并可作紫外线光疗。

（魏明辉、王侠生）

荨麻疹、皮肤划痕症、血管性水肿

何谓荨麻疹？

　　荨麻疹是皮肤科一种极其常见的过敏性皮肤病。人们最早认识该皮肤病是通过叫荨麻的一种植物。荨麻是一种多年生草本植物，它的茎和叶子上有许多蜇毛和细毛，这些蜇毛有毒性，一旦不小心碰到这种蜇毛，其刺激物质进入皮内，皮肤就如蜂蛰般疼痛，或奇痒难忍，同时出现红肿、风团。早在古希腊纪元前文献上把这种因荨麻而引发的皮肤病起名为荨麻疹。实际上除了荨麻，引起荨麻疹的原因是多种多样的，可以由多种致敏因素如药物、食品、花粉、感染等引起，还有些是由冷、热、压力、光、水等物理因素引起的，少数与遗传因素有关。在日常生活中，常见有些人因遇风或寒冷而发生皮疹，因此荨麻疹又俗称为"风疹块"。

　　荨麻疹的皮疹很具特色，是因皮肤、黏膜小血管扩张，渗透性增加而产生的一种暂时性的红斑和水肿反应，在皮肤上形成特征性的皮疹，即风团，类似蚊虫叮咬皮肤产生的红色肿块，也可能是呈大片状的，大小不一，形态各异，大多伴瘙痒感。皮疹往往会突然发生，但数小时后自行消退，最长不超过24小时（指每单个皮疹），呈"一过性"，一般不留任何痕迹，随起随退，反反复复，一天发作数次或数天发作一次不等。如果这样的皮疹在反复发作1~2个月后不再发生的，称为急性荨麻疹；如果病程迁延不愈达2个月以上者则称之为慢性荨麻疹。急性荨麻疹多见于儿童及青少年中，主要是由过敏反应引起的；慢性荨麻疹以成人为主，而且大多数找不到确切的原因，而造成病情迁延。

荨麻疹的皮肤表现很有特征，易被发现和诊断。但需注意的是荨麻疹（尤其是急性荨麻疹）不仅发生在皮肤上，也可在全身其他器官上发生，如发生在胃肠道黏膜，会引起呕吐、胃痛、腹痛，甚至腹泻。最严重的是荨麻疹发生在气管黏膜时，可引起气管喉头的水肿，造成呼吸困难，甚至窒息而死亡。因此一旦发现因荨麻疹而出现呼吸困难时，应立即就医。

荨麻疹是怎样引起的？

荨麻疹是由致敏原引起的一种过敏性皮肤病，引起的原因很多，也很复杂，多数人是找不到明确原因的。一般来说，可由各种内源性或外源性的致敏因子，如食物、药物、环境因素以及遗传因素、精神因素、感染、内分泌紊乱，以及某些系统性疾病等引起。

（1）食物　最常见的是一些富含蛋白质的食物，如鱼、虾、蟹、牛羊肉、奶制品（小儿多见），以及香菇、蘑菇、笋、食品添加剂、芒果、草莓、干果等。

（2）药物　青霉素、阿莫西林、磺胺、阿司匹林、胰岛素、疫苗、血清制剂等。

（3）环境因素　吸入物（如花粉、宠物皮屑、尘螨、真菌孢子及挥发性化学制剂、大气中的污染物等），物理或化学因素（如冷、热、日光、搔抓、压迫及某些化学物进入人体而发病），昆虫叮咬，毒毛刺入，以及接触荨麻等。

（4）遗传因素　与某些类型如家族性冷性荨麻疹有关。

（5）精神因素　精神紧张、抑郁、情绪波动等。

（6）感染　寄生虫感染如蛔虫、蛲虫、血吸虫、钩虫、丝虫、疟原虫等；病毒感染如肝炎、传染性单核细胞增多症和柯萨奇病毒感染等；细菌感染如齿槽脓疡、鼻旁窦炎、扁桃体炎、化脓性乳腺炎、败血症等；真菌感染如白念珠菌、皮肤癣菌等。

（7）内分泌紊乱　糖尿病、甲状腺功能亢进、月经不调等。

（8）系统性疾病　肾病、肝胆疾病、白血病、淋巴瘤、骨髓瘤等。

从以上所列可以看出荨麻疹的原因极其多种多样，在不同患者可有不同的诱发因素。但在临床工作中，发现多数患者很难找到一种或几种明确的致病原因，故常常将一些查不出明确致病原因的又称之为特发性荨麻疹。

荨麻疹的发病机制较为复杂，一般有免疫性和非免疫性机制两类：

免疫性机制参与的荨麻疹主要是Ⅰ型变态反应（即速发型变态反应），是由于抗原（过敏原或变态反应原）与IgE抗体（亦称反应素）相互作用而引起。IgE抗体是亲细胞性抗体，与血管周围肥大细胞或血液中嗜碱粒细胞的表面受体相结合，当机体再遇到同样抗原，并与肥大细胞表面IgE特异性结合，发生抗原–抗体反应。这引起肥大细胞膜上的腺苷酸环化酶受到抑制，从而使细胞内环腺苷酸（cAMP）含量降低，膜层结构稳定性改变，以及细胞内部一系列生化变化如酪氨酸激酶磷酸化体系的激活，促使脱颗粒和一系列化学介质如组胺等的释放。这些介质作用于皮肤、胃肠道及呼吸道黏膜等靶器官，引起血管通透性增加，毛细血管扩张，血浆外渗，组织水肿，平滑肌痉挛和腺体分泌亢进及中性粒细胞增多等，并进而导致各种相应临床表现。

另一种属Ⅲ型变态反应即抗原–抗体复合物型变态反应，或称荨麻疹性血管炎。最常见的抗原是外来蛋白如血清和药物如呋喃唑酮、青霉素等。抗原抗体复合物沉积于血管壁，激活补体，C3a和C5a可使肥大细胞释放组胺及多种药理活性物质，从而诱发风团，引起相应的临床表现如伴发热、关节痛、肌痛、肾和心等损害。

引起荨麻疹的主要化学介质除了组胺外，缓激肽也有一定的致病作用。缓激肽是一种肽类血管活性物质，由组胺引起水肿等病变过程中被激活的激肽酶，作用于血清和蛋白质而生成，其能使平滑肌收缩、血管扩张和通透性增加，表现为一种迟发性风团反应，较多发生在慢性荨麻疹中。有些慢性荨麻疹的发生与前列腺素有关，前列腺素有较强和持久的扩血管作用，是一类具有强烈致炎症作用的介质。乙酰胆碱在胆碱能荨麻疹发病中起重要作用。有些慢性荨麻疹与自身免疫性相关，常可检测到某些自身抗体如抗甲状腺自身抗体、抗IgE自身抗体、抗FcεRI自身抗体等，后两者可直接引起肥大细胞脱颗粒。

非免疫性机制荨麻疹，可由某些药物和食物、毒素等进入体内或物理等因素刺激肥大细胞释放组胺等引起。临床上一些治疗和诊断试剂能降低肥大细胞及嗜碱粒细胞的cAMP水平而直接引起组胺释放，如有5%~8%接受放射显影剂的患者可发生荨麻疹。日常生活中的饮酒、发热、受冷、运动、情绪紧张均可诱发或加剧荨麻疹的形成。据推测可能是由于这些因素直接作用于小血管和通过内源性激素的改变而作用于肥大细胞释放介质所致。内分泌因素的参与可能与月经前及绝经后荨麻疹的加剧有关。

荨麻疹最具特征的表现是什么?

荨麻疹最具特征的表现是起病常较急，皮肤突发瘙痒，随即出现高出皮面的风团。这些风团呈鲜红色和浅黄白色，大小及形态不一，可相互融合成片，形成环状、地图状等不规则形态，边界清楚。风团可泛发全身，亦可局限于身体上某一部位。发作时间不定，大多数小时后即可消退，一般不超过24小时，消退后不留痕迹。但风团可反复发生，此起彼伏，有时一天反复发生多次。有剧痒、烧灼感或刺痛感。

荨麻疹如累及消化道时可有恶心、呕吐、腹泻和腹痛；累及喉头和支气管时可导致喉头水肿，出现咽喉堵塞感，气促、胸闷、呼吸困难，甚至窒息等。如伴有高热、寒战、脉搏快、白细胞增高等全身症状时，要考虑由急性感染因素引起。病情严重者可伴有心慌、烦躁、恶心、呕吐，甚至血压降低等过敏性休克症状。

根据病程长短，可分为急性和慢性荨麻疹两种类型。急性荨麻疹常见于儿童及青少年中，一般发病急骤，多数能查找出病因，在儿童以食物和继发感染者多见，尤其是上呼吸道感染、化脓性扁桃腺炎及肠道感染。多数患者经妥善处理后在数日内即可消退。慢性荨麻疹主要见于成人，病程大于6周，有的经年不断，风团反复发作，时轻时重，一般全身症状较轻，不易找到病因，给治疗带来一定困难。

还有哪些特殊类型的荨麻疹？

除了以上一类最常见的荨麻疹外，还有一些特殊类型荨麻疹。

（1）急性蛋白过敏性荨麻疹 食者在情绪激动或同时饮酒情况下，食物蛋白分解的蛋白胨可以通过肠黏膜吸收进入血液而致病，属抗原–抗体反应，其致病介质为组胺，可能还有激肽。表现为皮肤充血、发红，有风团，伴头痛、乏力。病程短，皮疹大多在1~4小时内消退，有时可持续1~2天。

（2）寒冷性荨麻疹 其临床表现主要是暴露在寒冷环境下，可出现瘙痒和风团。皮损可以局限于寒冷环境的暴露部位或直接接触寒冷物体的部位，也可泛发全身，有时可累及口腔黏膜，甚至表现为头痛、寒战、腹泻以及心动过速等。冬季暴露寒冷环境或接触寒冷物体的机会较多，故本病较易发生。

寒冷性荨麻疹分成家族遗传性和获得性两种。获得性寒冷性荨麻疹为物理性荨麻疹中最常见者。

家族性寒冷性荨麻疹属显性遗传。以女性多见。常发生于婴儿期，最早可见于出生后1周内，常持续一生。病状的严重度可随年龄增长而减轻。一般全身受冷后半小时至4小时内发生皮疹，暴露在冷空气中比冷水更容易发生，皮疹是红色丘疹，直径不超过2cm，不痒，但可有烧灼感，可伴发热、畏寒、关节痛、肌痛和头痛等全身症状，可持续至48小时。血白细胞计数增高，冰块试验阴性，被动转移试验阴性。皮损活组织检查显示血管周围中性粒细胞浸润。其致病介质尚不清楚。

获得性寒冷性荨麻疹中约1/3病例有遗传过敏性背景。常从儿童期即发病。皮肤暴露于寒冷环境中引起过敏反应后即可发病。常在浸入冷水或接触寒冷物质刺激后，数分钟内患者的局部皮肤（多见于面、手部）或全身可出现大小不一、数目不定的红色水肿性风团，发作时非常痒。这种风团在温暖的环境内可很快消退，也可能此起彼伏。引发风团所需寒冷程度变异颇大，除在暴露部位发生风团外，患者还可出现全身症状如头痛、皮肤潮红、低血压等全身症状，严重者可发生休克。如潜入冷水后可发生知觉丧失，甚至淹溺。有时吸入冷空气或进食冷的食物和饮料后，偶尔也可发生口腔黏膜肿胀。一般多数患者经数月后症状消失，对冷过敏可自行缓解，但亦有持久不愈者。获得性寒冷性荨麻疹可以分为特发性和继发性，特发性寒冷性荨麻疹患者血中有组胺释放因子，发病机制为冷性过敏性，组胺是最重要的致病介质，前列腺素、激肽等亦与本病的发生有关。继发性寒冷性荨麻疹与一些疾病关系密切，如冷球蛋白血症、冷纤维蛋白原血症，伴有冷血溶素疾病等，偶尔由于细菌、寄生虫、预防接种、甲状腺功能减退、血清注射和精神紧张后发病。

（3）热性荨麻疹　本型少见，发病机制不明，对运动、情绪及皮内注射醋甲胆碱反应正常。这是一种局限性荨麻疹，有获得性和遗传性两种。获得性热性荨麻疹表现为，用装有45℃热水试管接触患者皮肤数分钟，即可在接触部位引发风团，可持续约1小时；遗传性热性荨麻疹属常染色体显性遗传，对热产生的是迟发性局部反应，接触热水后没有立即出现反应，但在1~2小时出现了风团，可持续12~24小时，无全身反应。

（4）胆碱能性荨麻疹　占荨麻疹的5%~7%，多在青年期发病。在受热、精神紧张、摄入热的食物或饮料，或在运动后发作。运动、热和情绪等能使体温略增，增热的血流刺激大脑体温调节中枢，兴奋胆碱能神经并释放乙酰胆碱，正是因为机体对乙酰胆碱这种化学物质过敏，我们将过敏引起的症状称之为胆碱能性荨麻疹。皮损常发生在躯干和肢体近端（掌跖、腋部除外），为1~2mm大小的风团，周围有一较大红晕；有时明显感到有针刺、剧痒感而无风团。有些患者同时可伴有胆碱能症状如流涎、出汗、腹痛、腹泻和晕厥等。当停止运动或平静以后，症状即可消退，病情顽固的，症状完全消退可能要经过数月或数年不等。

（5）日光性荨麻疹　女性多见，主要表现为皮肤暴露于日光数秒至数分钟后，在暴露的局部皮肤上迅速出现红斑、风团，伴有瘙痒，皮损可持续1~2小时。这是一种由IgE引起的抗原抗体反应，引发这种反应的光线波长可从X线直至红外线，但大多数患者的致病光谱在370nm以下。

（6）压迫性荨麻疹 皮肤在受到较重和较持久压迫4~6小时后发生，受压部位发生弥漫性境界不清的水肿性、疼痛性斑块。易发生于手掌、足底、臀部和衣服紧压部位。有时可伴畏寒等全身症状。致病介质可能与激肽有关。

（7）血清病性荨麻疹 属一种抗原抗体复合物反应。其致病原是异体血清、疫苗、药物（青霉素、呋喃唑酮等）等。皮损以风团尤其是多环形风团为较多见，还可有中毒性红斑、结节性红斑样表现，同时伴有发热、关节疼痛和淋巴结病等血清病或血清病样反应的症状。尚可有心、肾损害。

（8）水源性荨麻疹 接触自来水或蒸馏水和汗液后，在毛周围引起细小剧痒风团，与温度无关，患者饮水无反应。可能是水和皮脂结合产生一种毒性物质，引起毛周围肥大细胞脱颗粒而发病。

（9）黄体酮性荨麻疹 皮损发生在月经前期和中期。黄体酮是本型荨麻疹的致病因素，口服避孕药可阻断发病。

什么叫皮肤划痕症？

亦称人为性荨麻疹。用手搔抓或用钝器划过皮肤后，沿划痕发生条状隆起，伴有瘙痒，不久消退。可单独发生或与荨麻疹伴发。可发生于任何年龄。常无明显的发病原因，也可由药物（特别是青霉素）引起。

本病分单纯性和症状性两种。单纯性皮肤划痕症是属于正常人的生理性体质异常表现，约占正常人群中的5%，如果采取异常重划或反复划痕，则有25%的正常人也可产生这种反应。症状性皮肤划痕症是一种变态反应，可分成即刻型和迟发型两种。即刻型常见的致敏原是青霉素，发现用青霉素治疗的患者80%划痕症显著，部分患者即使停药很久仍有划痕现象，血清活性因子为IgE，化学介质为组胺和激肽。迟发型的发病机制是抗原—抗体反应，常与真菌过敏有关，抗原为真菌产物等。

单纯性和即刻型症状性皮肤划痕症中，用手搔抓或用钝器划过皮肤后，很快出现条状红斑和风团，6~7分钟后达到高峰，维持10~15分钟后消退，多数患者仅有轻度痒感或无痒感。即刻型在青年中最常见，时常与急性荨麻疹伴发，也可发生在急性荨麻疹后，通常经数月后消失。在迟发型皮肤划痕症中，即刻型消失的3~6小时后，在原始划痕部位再出现反应，于6~8小时内达高峰，皮损与即刻型的条状不同，常表现为碎裂成小段或串珠状，而且病变位置较深、较宽，向周围扩散成大块。刺激强度较大部位，可持续数小时，甚至24~48小时者，并伴有烧灼感和压痛感。

什么叫血管性水肿？

血管性水肿是一种发生于皮下组织较疏松部位或黏膜的局限性水肿，又可分获得性和遗传性两种。获得性血管性水肿常伴其他遗传过敏性疾病，其发病与荨麻疹相似，可由食物、药物、吸入物和物理因素等引起。最常见的致病药物为阿司匹林和可待因；最通常的致敏食物是水果（特别是草莓）和鲜鱼；动物皮屑和羽毛是重要的吸入性致敏物；由日光和寒冷引发的损害往往呈迟缓发作。

皮损为单个或多个局限性短暂性大片肿胀，边缘不清，呈肤色或稍带苍白及淡红色。常累及眼睑、唇、舌、外生殖器、手和足。常伴发荨麻疹，可并发喉头水肿，或累及消化道。常突然发生，损害处不痒，有时有轻度烧灼感或不适感，于2~3天后自行消失，不留痕迹。

血管性水肿有时需和局部性淋巴水肿相区别，后者常持久不消，抗过敏药物亦不起作用。对此常需进一步检查是否存在引起淋巴回流受阻的原因。

治疗方法与一般的荨麻疹相同，包括去除病因，给抗组胺药物、肾上腺素以及必要时给糖皮质激素，可以缓解症状。如出现呼吸道水肿，尤其是喉头水肿时可能危及生命，应立即就医，采取急救措施，行气管切开术，保持呼吸道通畅。

什么叫遗传性血管性水肿？

遗传性血管性水肿是一种常染色体显性遗传性疾病，分为Ⅰ型（C1抑制蛋白的生成较低）和Ⅱ型（C1抑制因子有功能缺陷，而血浆水平正常）两种。大多数患者是由于C1抑制基因的突变，C1胆碱酯酶的血清 α_2 球蛋白抑制物的缺乏而引起的。也有少数患者是因其功能失常而发生的，而在血清中的含量是正常的。这种有缺陷的基因使得在血浆中不能产生足够的C1酯酶抑制因子，不能抑制其他血清酶和血管活性肽包括纤维蛋白溶酶、激肽酶等。在遗传性血管性水肿患者，激肽酶引起局部血管渗透性增强，进而纤维蛋白溶酶，甚至激肽酶能活化C1，从而导致C1的自活化，以及C1酶解物C2和C4补体的消耗，因此受累部位的血管通透性增加，促使血管外液体潴留的速度加快。由C1酯酶抑制因子作用于C2和C4所释放的一种激肽样渗透因子是本病发病的致病因素。遗传性血管性水肿患者的C1酯酶抑制因子的缺乏是经常的，但发作是阵发性的。本病发作是自发的，但拔牙等创伤、剧烈运动或情绪激动等往往可诱发。

遗传性血管性水肿常在10岁前开始发作，很少到20~30岁时才开始发病，发病的年龄在各个家族不同，而在一个家庭中通常几乎是相似的。临床表现为突然发生的局限性皮下水肿，非凹陷性，不痒，仅有发胀、不适感。常为单发，局限在面部或一个肢体，偶尔累及外生殖器，可伴有暂时性形状、环状或网状红斑，常有外伤或感染等为先驱，水肿于1~2天消失。除皮肤外，各种靶器官的黏膜皆可受累，如累及消化道，可呈腹绞痛、呕吐、腹胀和水样腹泻。上呼吸道不常累及，但有产生喉头或咽喉部水肿导致窒息的危险。偶尔肌肉、膀胱、子宫和肺部等都可发生水肿。本病可反复发作，甚至终生存在，但在中年后发作的频率降低，其严重程度亦往往较前减轻。

常规检查未见异常，血清C1酯酶抑制因子、C4和C2的补体值均下降，在发作时尤为显著。当胃肠道累及时，白细胞计数增高，达 $16~20 \times 10^9/L$，血细胞比容值增高可能继发于大量液体渗入到血管外组织间隙。腹部X线摄片可见肠梗阻，有气体充盈、空隙和液体平段，钡剂灌肠累及部位示病变节段有水泡样圆形水肿性黏膜阴影，偶尔亦可见肠套叠表现。

对遗传性血管性水肿的治疗一般的药物如抗组胺剂、糖皮质激素或肾上腺素等都收效甚微，尤其在急性发作时。对已确定的发作，在可能的情况下，可采用净化的C1酯酶抑制因子浓缩物治疗。如果在紧急情况下没有这种合成的抑制因子，输正常新鲜血浆可顺利度过危象。在没有任何其他方法时，需立即采取急救措施，进行气管切开术，以保持呼吸道通畅，在发作频繁患者，有时需做永久性气管切开术。

短期预防最好用雄激素制剂如司坦唑醇或达那唑，它们可减少C1抑制因子的产生、增加C4的效能。但雄性激素长期服用可产生男性化、低密度胆固醇增加等副作用，尤其对妇女和孩子影响较大，不能长期使用。为使患者相对地不易发作，可采用间歇性小剂量使用方法。也可试服6-氨基己酸或其同类物，可有预防及减少发作的效能，但比雄性激素效果要差些。预防遗传性血管性水肿患者急性发作的进一步加剧，以防止死亡是尤为重要的。在现代治疗法发明之前，遗传性血管性水肿的死亡率为20%，死亡的原因是由于突发喉头水肿导致窒息所致。随着血清学诊断和现代治疗法的进展，通过早期发现，以及对患者及其父母的教育，是可以达到预防和治疗的目的。

进行手术（尤其在头颈部）时，预防性用药应在手术前使用，因手术有可能导致急性发作。

患上荨麻疹应做哪些必要的检查？

进行血常规检查，如有白细胞计数增高，应考虑有无急性或慢性感染灶的存在，亦应注意排除白血病及淋巴瘤等疾病的存在，在家族性寒冷性荨麻疹患者中，常有白细胞计数增高；如果嗜酸粒细胞绝对计数大于$1 \times 10^9/L$（1000/ml），嗜酸粒细胞分类比率大于5%，应做大便虫卵及寄生虫检查，以排除肠道或全身寄生虫感染的可能。慢性荨麻疹中约17%患者的中性粒细胞总数及分类比重增高。

约1/3荨麻疹患者血中功能性组胺释放自身抗体浓度增高，该抗体与高亲和性IgE受体结合，可促使肥大细胞释放炎性介质。

血沉多数正常，但在各种感染、结缔组织疾病、多发性骨髓瘤等恶性肿瘤存在情况下，血沉可增高。

对少数患者可能需作以下一些特殊检查。

（1）激发试验 ①冷热激发试验：用试管装45℃热水放在皮肤上数分钟，即可在接触部位引发风团为阳性反应；如装冷水或冰块接触皮肤发生风团的为阳性反应。②日光激发试验：让皮肤暴露在日光下，数分钟即出现局部风团为日光激发试验阳性。③黄体酮激发试验：黄体酮皮内注射可引发或加剧风团发生为阳性反应。④运动激发试验：让患者原地跑步或踏步，快速弯腰或爬阶梯、踏车等运动导致出汗时，如躯干出现较小的风团为阳性反应。

（2）梅毒血清检查 获得性寒冷性荨麻疹可以是梅毒性阵发性冷性血红蛋白尿患者的表现，为此，患者需做梅毒血清试验如RPR试验，如为阳性则应进一步做Donath-Landsteiner试验，以鉴定有无冷性溶血素的存在。

（3）冷球蛋白、冷纤维蛋白及冷血凝集素检测 寒冷性荨麻疹患者血中可检出冷球蛋白、冷纤维蛋白及冷血凝集素，可两种或三种同时存在，也可一种单独存在，其中以冷球蛋白的检出率最高。这些冷球蛋白产生多继发于结缔组织疾病或梅毒，亦可为家族遗传因素所致。

（4）其他检测 对怀疑有系统疾病的患者，可做相对应检查如糖尿病检查、甲状腺功能检查等；对怀疑有结核感染的做胸放射线检查及结核菌素试验；对怀疑真菌及滴虫感染的做阴道分泌物检查；对慢性荨麻疹可做免疫功能检查及胃幽门螺旋杆菌检查等。

一旦患荨麻疹该如何治疗？

对荨麻疹的治疗应从两个方面着手，首先应寻找过敏原，加以避免或去除；其二是进行抗过敏治疗。

要能有效地缓解荨麻疹症状，必须尽可能地找出发病诱因并将之除去，尤其对于急性荨麻疹，如慎防吸入花粉、动物皮屑、羽毛、灰尘，避免接触致敏物，禁用或禁食某些对机体过敏的药物或食品等。如因冷热刺激而发病者，不应过分回避，相反应该逐步接触，逐渐延长冷热刺激的时间，以求适应。对于慢性荨麻疹还要积极治疗原发疾病，如扁桃体炎、中耳炎、脓皮病、齿槽脓肿等局部感染，以及胆囊炎、病毒性肝炎、肠道寄生虫病，甚至风湿疾病、肿瘤等系统性疾病，以杜绝病源。平时保持乐观精神，心情舒畅，避免紧张、焦虑及忧郁的情绪，对慢性荨麻疹的治疗尤为重要。同时还应随时注意气温变化，随气温变化增减衣着，加强体育锻炼，增强体质，提高自身免疫功能。

目前大部分患者尤其慢性荨麻疹往往难以找到明确的过敏原，所以大多数情况下常是对症治疗即口服抗过敏药，同时可加服钙剂、维生素C等，严重时需用糖皮质激素等治疗。

（1）抗组胺类药物　荨麻疹最有效的治疗是去除激发物，这对于急性荨麻疹是可能的，但在慢性荨麻疹患者中约75%以上病因不清楚，对此治疗则以缓解症状为主。引起荨麻疹有各种不同炎症介质的参与，但其中组胺是最明确的介质，因此，抗组胺类药物是目前治疗荨麻疹主要的首选药物。临床也证明，约80%荨麻疹患者经抗组胺药物治疗可获得症状控制。

抗组胺药物的种类很多，各种抗组胺药物的抗组胺作用在程度上各不相同，而且它们具有的其他药理作用如抗乙酰胆碱作用以及中枢神经系统抑制作用等也各有差异。现在临床上抗组胺药物大多应用的是新型H_1受体拮抗剂，这类药物如氯雷他定、西替利嗪、依巴斯汀、左西替利嗪、左氯雷他定、非索非那定等有较强的抗组胺作用，作用持久，同时具有抗过敏、抗炎作用，以及极少有中枢神经系统抑制和无抗胆碱能作用等。经典的H_1受体拮抗剂如氯苯那敏、安泰乐（羟嗪）、赛庚啶、酮替芬、苯海拉明等在治疗中会出现头晕、疲乏、镇静、嗜睡等明显中枢神经受到抑制的副作用，应用受到一定的限制，但在合理使用下，仍能发挥其治疗作用，如利用其镇静作用，缓解荨麻疹患者的紧张、焦虑的情绪，能增强止痒作用。如安泰乐对慢性荨麻疹尤其是物理性荨麻疹有较好的疗效，对胆碱能性荨麻疹亦有良效；赛庚啶对寒冷性荨麻疹疗效显著，酮替芬对控制色素性荨麻疹及部分胆碱能性荨麻疹症状有一定的疗效。多塞平为三环类抗抑郁药，是一种有效的组胺 H_1 和 H_2 受体拮抗剂，对后天寒冷性荨麻疹有良效。久用一种药物易发生耐药性，因此需交替，或合并应用，有时需加大剂量方可获得良效。对人为性荨麻疹、热性荨麻疹及顽固性慢性荨麻疹等，合并应用组胺 H_2 拮抗剂如西咪替丁、雷尼替丁、法莫替丁等，有时亦能取得良效。

（2）拟交感神经药物　主要用于严重的急性荨麻疹病例，尤其是喉头水肿病例，应用0.1%肾上腺素0.5~1ml皮下注射，对重症患者可隔20~30分钟，再注射0.5ml。对高血压及心脏病患者需慎用。

（3）抗乙酰胆碱药物　常有阿托品、溴丙胺太林和莨菪碱，某些抗组胺药物如美喹他嗪亦有此作用。

（4）糖皮质激素　主要用于急性严重或顽固的荨麻疹，如过敏性休克、血清病性荨麻疹等。剂量可采用氢化可的松100~200mg加入5%葡萄糖溶液中静脉滴注，或泼尼松20~30mg口服。本药不宜长期使用，易产生副作用。值得注意的是此类药物不宜作为治疗荨麻疹常规药物。

（5）抗激肽药物　抑肽酶或为牛腮腺提取物，对慢性荨麻疹和血管性水肿效果好，对急性荨麻疹无效。

（6）抗纤维蛋白溶酶药物　对遗传性血管性水肿效果好，对寒冷性荨麻疹亦有效。6-氨基己酸（EACA），每天6~8g，分次口服，有抗过敏、抗炎和抗补体作用。孕妇、栓塞性血管炎患者及肾功能减退者禁用。氨甲环酸0.25~0.5g，每天3~4次。

（7）氨茶碱和环磷酰苷　氨茶碱与β肾上腺能化合物能使细胞内环磷酰苷的含量增加而使组胺释放减少。环磷酰苷40mg，肌内注射，每天1~2次。

（8）钙制剂　作辅助治疗用。钙离子能增加毛细血管的致密度，降低血管的通透性，减少渗出，从而缓解症状。10%葡萄糖酸钙注射液10ml，每天1~2次。5%溴化钙注射液10ml，静脉注射，每天1~2次。乳酸钙或葡萄糖酸钙片1g，口服，每天3次。

（9）静脉封闭　使用普鲁卡因300mg，维生素C 1~3g加入生理盐水300ml，静脉滴注，每天1次，10次为一个疗程。可用于慢性荨麻疹治疗，本疗法必须先做普鲁卡因皮肤过敏试验，以防对该药的过敏反应。

（10）自体血及胎盘疗法　自体血疗法可分全血疗法及溶血疗法两种。现已少用。

（11）血浆交换疗法　这种疗法由于条件要求高，并有一些不良反应产生，因此使用受到一定限制。具体是通过离心方法，把血液中的细胞成分和血浆进行分离，并对血浆进行交换，去除血浆中某些与发病有关的物质，从而减轻症状或缓解病情。对冷球蛋白血症采用此法，并加用免疫抑制治疗，可在较长时间内改善症状。

（12）免疫疗法　胸腺素、转移因子、干扰素、左旋咪唑、菌苗注射等均能提高机体免疫力，对一部分伴免疫力低下的慢性荨麻疹有效。

（13）组胺球蛋白　是促进体内产生抗组胺抗体的药物，每次肌肉注射2~4ml，每周1~2次，6~8次为一疗程，对慢性荨麻疹有较好疗效，用药期间，不宜合并应用糖皮质激素。

（14）抗生素或其他抗感染制剂　对传统疗法疗效不佳的急、慢性荨麻疹，或有明确感染性病灶时可采用，常可获得一定的疗效。

儿童患上荨麻疹应注意什么？

儿童荨麻疹的发生大多是由过敏反应所致。最常见、最多发的可疑病因首先是食物，据统计食物过敏引起的儿童荨麻疹约占40%，而成人仅占1.4%，其次可能是感染因素。因年龄不同，饮食种类不同引起荨麻疹的原因各异，如婴儿以母乳、牛奶、奶制品喂养为主，可引发荨麻疹的原因大多与牛奶及奶制品的添加剂有关，2%~3%婴儿对母乳中蛋白成分也会发生过敏反应。因此，哺乳期母亲日常起居、饮食习惯方面需加注意。随着年龄增大，婴幼儿开始增加辅食，这时鸡蛋、肉松、鱼松、果汁、蔬菜、水果都可成为过敏的原因。学龄前期及学龄期儿童，往往喜欢吃零食，零食种类及正餐食品较多，因此，食物过敏的机会也增多，如果仁、鱼类、蟹、虾、花生、蛋、草莓、苹果、李子、柑橘、各种冷饮、饮料、巧克力等都有可能成为过敏原因。这些食品不仅可引起荨麻疹，而且还可引起或加重过敏性湿疹及哮喘。5岁以上儿童中引起荨麻疹及哮喘原因中，由鱼类引起的约占10%，由鸡蛋引起的约占5%。烹调方式与过敏反应也有关，如牛奶经煮沸后，引起急性过敏反应的机会就可能大大减少。

儿童期及幼儿期的小儿抵抗力偏低，容易患各种感染，因此化脓性扁桃体炎、咽炎、肠炎、上呼吸道感染等疾病一年四季均可成为荨麻疹的诱发因素。2~7岁儿童因缺乏自我控制能力，到室外、野外、树丛及傍晚的路灯下，往往易被虫咬，或与花粉、粉尘、螨及宠物如猫和狗的皮毛等接触，它们均易成为过敏的原因。随着年龄增大，受外周环境因素影响的机会增多，儿童及青少年的过敏性湿疹和哮喘可能加重，或服用药物（如青霉素类、解热止痛类药物）引发的荨麻疹增多。

儿童荨麻疹由药物、冷、热、日晒、精神紧张等诱发，以及全身性疾病伴发的荨麻疹远比成人少。

从病程看，儿童荨麻疹大多为急性荨麻疹，皮疹分布范围广泛，严重时易累及喉头和支气管，导致喉头水肿、呼吸困难、甚至窒息等。因此对儿童的急性荨麻疹的发作，应予积极、及时的治疗。

慢性复发性荨麻疹终生不愈吗？

荨麻疹中急性荨麻疹约占1/3，大多数为慢性荨麻疹。在慢性荨麻疹中有极个别患者病程迁延缠绵10余年或更久，但绝大多数患者经数月或数年（一般不超过5年）反复发作而好转。

荨麻疹是一种具有自限性的疾病。开始发病时，病情往往比较急，风团又多又大又红又痒，但随着不断反复发作，大部分患者的症状可以不断减轻，病情逐渐趋向缓解而好转。因此，对于慢性荨麻疹患者，首先要树立战胜疾病的信心，稳定情绪，保持乐观态度，要遵照医生的医嘱，积极治疗原发疾病，抗过敏治疗，同时调节自身免疫功能以提高抗病能力。这样，荨麻疹能逐渐得到好转，完全不必担心会终生发病。

（余碧娥、王侠生）

多形红斑

什么叫多形红斑？

多形红斑，又称为多形渗出性红斑，是一种由多种原因引起的非感染性炎症性皮肤病，常发生在春秋季节，多见于青年女性。在皮肤上表现有水肿性红斑、丘疹、水疱、紫癜、风团等多形性皮疹，且常伴有黏膜损害。多形红斑的皮肤表现是明显的，大多发生在手、足以及四肢远端，或面颈部，皮疹为圆形或椭圆形的水肿性红斑和丘疹，常对称散在地分布。初起的红斑为鲜红色，呈水肿性而略凸起，之后红斑可逐渐转变成暗红色。当红斑呈离心性扩大时，则形成外圈为鲜红色隆起，中央为暗红色，红斑中心可出现出血点形成紫癜，也可出现水疱，有时水疱内出血可形成血疱。这些外红内紫呈环状的水肿性红斑，类似靶形或虹膜样皮疹，为多形红斑的典型特征性皮疹，称之为虹膜样红斑。如见到类似这样的典型皮疹，有助于多形红斑的诊断。中医学虽无多形红斑之病名，但有与本病典型皮疹虹膜样红斑相类似的"猫眼疮""雁疮"之记载，认为其发生系由脾经湿热久郁，复受外寒凝结而成，患处可有瘙痒或轻度烧灼感。

多形红斑往往起病较急。发病前可有低热、头痛、四肢乏力、关节及肌肉酸痛。部分患者可同时或发病之前易患单纯疱疹或上呼吸道感染。发病期间，一般无明显全身症状，病程自限，皮疹经2~4周可望消退，但常常再可复发。严重时也可伴有内脏损害。

多形红斑还有两种特殊类型。

①寒冷性多形红斑：以青年女性及儿童为多见，是一种与寒冷因素有

关的过敏性皮肤病，冬季高发。好发于手足背、指趾部，以及面颊、耳、四肢远端、臀部两侧等，皮疹呈暗红色水肿性红斑和丘疹，或中央有水疱、紫色血疱等，也可见虹膜样红斑，严重时可发生糜烂。患处有时轻度肿胀，手足冰冷，类似冻疮样的改变。自觉瘙痒，遇暖尤剧，有时也有烧灼、疼痛感。部分患者同时伴有冻疮。寒冷是最主要的诱因，感染、药物、食物也可引发或使症状加重。本病容易复发。

②重症多形红斑：其常见原因是往往先有病毒、细菌或支原体等感染因素，而后再通过一些复杂机制，诱发皮肤、黏膜炎症反应。该型以儿童青少年居多，发病急骤，病情重笃，是一种严重的大疱性多形性红斑，伴有严重的全身性反应，如畏寒、高热、脓毒血症等，并有眼、口、生殖器黏膜损害，还可并发支气管炎、肺炎及胸腔积液、肾功能衰竭等。

多形红斑是怎样引起的？

多形红斑的病因迄今尚未完全清楚，它的发生可能与多种原因有关，在不同患者可能有不同的原因，一般认为是皮肤的小血管对某些致病性物质引起的一种变态反应或毒性反应。

可能的诱发因素主要有以下几种。

（1）感染　为较常见的诱因，其中最常见的为单纯疱疹病毒感染，一些细菌、真菌、支原体和原虫感染亦可诱发。近几年来，本病与单纯疱疹病毒的关系颇引人瞩目。有人指出，30%以上多形红斑患者是由疱疹病毒所致，并已通过试验予以证实，即用单纯疱疹病毒抗原进行皮内注射后，可引起本病的发生。有的患者的发病与慢性感染病灶，如扁桃体炎、中耳炎、副鼻窦炎、齿槽脓溢、慢性附件炎等有关。

（2）药物及某些食物　如磺胺类、抗生素、巴比妥类、退热药、疫苗和注入白喉抗毒素或破伤风抗毒素血清等药物，以及进食变质的鱼类、肉类等。如明确由药物引起的则称之为多形红斑型药疹。

（3）疾病　如各种恶性肿瘤、风湿性结缔组织病，以及妊娠、月经等。

（4）物理因素　如寒冷、日光、放射线等。

临床上将病因不明的称特发性多形红斑，病因明确的称症状性多形红斑。

多形红斑有哪些特殊表现？

多形红斑常发生于春秋两季，往往起病较急。前驱症状有低热、头痛、四肢乏力、关节及肌肉酸痛。部分患者可同时或发病之前易患单纯疱疹或上呼吸道感染。但有时仅发皮疹而无全身症状。损害相对较轻，故又称轻型。皮疹好发于面颈部及四肢远端，口腔、眼、鼻等黏膜也可被累及。皮损表现为多形性，最初多为红斑，以后可出现斑丘疹、丘疹、水疱、大疱或血疱等，但以红斑和斑丘疹为最常见。典型损害为皮疹境界清楚，红斑如同扁豆或指甲盖大小，颜色鲜红色，呈水肿性，中央变为暗紫红色，衬以鲜红色边缘，中央可出现水疱。若中央水肿吸收凹陷成为盘状，呈靶状形态，类似虹膜，称虹膜样红斑。见到这样皮疹，对诊断很有帮助。患处瘙痒，或轻度疼痛和灼热感。发病期间，一般无明显全身症状，病程自限，皮损经3~4周可完全消退，但常常再复发。

此外，在临床实践中，尚可见到两种特殊类型，即寒冷型多形红斑和重症多形红斑。

（1）寒冷型多形红斑　本型以女性青年为略多。一般好发于在冬春寒冷季节，皮损好发于面部、耳、四肢远端暴露部位包括指（趾）屈侧及掌跖部外，也可累及臀部、两髋、腰部等处。皮疹呈紫红色水肿性丘疹、斑块、结节为主，或中央有水疱的水肿性紫红斑，或可呈轻度出血性红斑，亦可见虹膜样损害，可以发生糜烂、破溃，常局限性分布。多伴瘙痒，或可不痒。损害持续14~20天可自然消退，但常随寒流来去而起伏，直至春暖后消失。寒冷季节倾向复发。

（2）重症多形红斑　又名Stevens-Johnson综合征。其常见原因是由药物引起的。发病急骤，病情重笃。皮疹全身各处皆可被侵犯，但以面部、手足尤为剧烈。口、眼、鼻，以及尿道、生殖器等处黏膜均可受累。口腔炎常是本综合征的一个早期症状，几乎全部患者都可见口腔黏膜损害。皮疹表现为红斑、水疱和大疱，常有瘀斑和血疱。损害常迅速扩大，可相互融合，出现表皮棘层松懈现象，即尼氏征为阳性，黏膜糜烂，上覆血痂或形成灰白色假膜，可出血及溃疡形成，发生疼痛和吞咽困难。眼部损害有结膜炎、水疱及假膜，可影响视力，甚至失明。患者常伴有头痛、疲乏、高热等全身症状，严重者可发生毒血症。有时还可合并细菌感染，而死于肺炎、肾功能衰竭或败血症。病程较长，历时4~6周方可痊愈。

多形红斑应该与哪些疾病相区别？

多形红斑的诊断，根据水肿性多形性皮疹及好发部位，一般不难判断，如有典型虹膜样皮疹，更容易确诊。

本病需与冻疮、荨麻疹及疱疹样皮炎、类天疱疮等鉴别。

（1）冻疮 常表现为暗紫色水肿性斑片，边界不清，而且极少在手掌、足底以及口腔部位发生。

（2）荨麻疹 皮疹发生无一定的部位，而且皮疹的发生和消退都非常迅速。皮疹的形态表现单一，皮疹以风团为主，一般无水疱。瘙痒剧烈。

（3）疱疹样皮炎 其皮疹表现虽亦呈多形性，但主要分布在躯干和四肢近端，瘙痒剧烈，黏膜累及罕见。病程慢性，而且常常反复发作。进一步鉴别诊断可以进行组织病理检查。本病组织病理检查示大疱位置在表皮下，疱内及邻近组织内有较多中性粒细胞和嗜酸粒细胞。碘化钾皮肤斑贴试验常阳性。

（4）类天疱疮 本病多见于老年人，皮疹表现主要是在水肿性红色斑片或正常皮肤上发生的，散在分布的水疱、大疱，这些水疱的疱壁紧张，尼氏征呈阴性。黏膜一般不受累及，全身症状不显著。病程慢性，典型组织病理改变是大疱位于表皮下，疱内及邻近组织有嗜酸粒细胞和中性粒细胞浸润。直接免疫荧光检查基底膜有荧光带，血清内有抗基底膜抗体。

多形红斑该如何处理？

首先找出病因，及时去除诱因，给予相应治疗如清除体内感染灶，停用一切可疑致敏药物。经常复发者可能与单纯疱疹病毒感染有关，可试用抗病毒药物治疗。

轻型病例一般给予对症治疗，如抗组胺药、钙剂、静脉注射维生素C等，外用炉甘石洗剂或糖皮质激素外用制剂。

对于重症病例一般有以下措施。

（1）应及时给予足量糖皮质激素，合并细菌感染应予以抗生素积极治疗，但使用时应注意尽可能避免可疑的易致敏的抗生素，以防病情加剧。

（2）应根据病情给予各种支持疗法如输血，并给予高蛋白饮食、氨基酸及白蛋白等。保持水、电解质平衡，改善全身营养状况。

（3）要重视皮肤黏膜的护理，外用药物主要采用有止痒和干燥作用的温和保护剂，如含有1%樟脑的炉甘石洗剂或5%樟脑扑粉。对糜烂渗液的损害可用3%硼酸溶液或1/8000高锰酸钾液湿敷，水疱大的可用注射器将疱液吸出。保持好口腔清洁，口腔黏膜糜烂可用2%碳酸氢钠溶液、3%过氧化氢或氯己定（洗必泰）漱口液漱口，再涂以青黛散或锡类散。为避免或减轻眼部后遗症如粘连、继发感染以及角膜溃疡穿孔等，要及时清理分泌物，用抗生素和可的松眼药水交替点眼，夜间可用金霉素眼膏。

（余碧娥、王侠生）

环形红斑

什么叫环形红斑？

环形红斑这一名称实际上是一组疾病的总称。本组疾病虽然是由各种不同原因引起的，但在皮肤上它们有共同的表现，即表现为各种不同形态的环状红斑性皮疹。这些环状红斑主要是由于皮肤真皮的炎症反应而引起血管的扩张、充血和细胞浸润所形成的。根据皮疹发生、发展情况，发病背景的不同，本组疾病通常包括有离心性环状红斑、匐形性红斑、慢性迁延性红斑、单纯性回状红斑、风湿性边缘性红斑等多种皮肤病。

环形红斑是怎样引起的？

引起环形红斑的原因可以说是多种多样，有的可明确找到某些诱发因素，有的则查不出致病原因。就一般而论离心性环形红斑病因可能与白色念珠菌感染、肿瘤，特别是乳房癌等因素有关。匐形性回状红斑多伴发于乳腺癌、卵巢癌、子宫癌、肺癌以及支气管和中枢神经系统的肿瘤。慢性迁移性红斑系虫咬后发生的环状红斑，主要被蜱叮吸所致。单纯性回状红斑发病前常有上呼吸道感染史或在月经来潮前数日发病。风湿性边缘性红斑常为风湿病症状之一。

环形红斑有哪些特殊表现？

离心性环形红斑是一种具有向周围扩大、形状呈多环形损害并附有鳞屑为特征的红斑性皮肤病，伴轻度瘙痒，常呈季节性发作，可持续数月至数年，消退后有色素沉着。

匐形性回状红斑主要累及躯干和四肢近端，皮疹为泛发性回状红斑，类似木板上的花纹，边缘宽1~2cm，稍隆起，附近浅淋巴结可有无痛性肿大。

慢性迁移性红斑系虫咬后发生的环状红斑，主要被蜱叮吸所致。损害多在小腿等暴露部位，初起为红色炎性斑疹或丘疹，迅速向周围扩大，边缘隆起，中央消退，一般不留痕迹。膨胀局部常伴灼热和瘙痒感。

单纯性回状红斑皮损好发于躯干、四肢，呈鲜红或淡红色环状。1~2天可自行消退，但又可再起，退后不留痕迹。无主观不适感。

风湿性边缘性红斑为风湿病症状之一，多见于儿童。好发于上腹部和四肢屈侧。初起时为淡红色环状红斑，迅速扩展，中央消退，边缘扁平或隆起。皮损可于数小时至数日内消失，但可在别处成批反复发生。部分病例伴活动性风湿病。实验室检查可发现与风湿病相关的一些阳性结果，如血沉、抗链球菌溶血素O滴度均可增高。

环形红斑该如何处理？

（1）寻找并尽可能去除一些可疑病因，积极治疗原发性疾病，如控制真菌感染、治疗细菌引起的感染病灶和切除肿瘤等。

（2）一般给抗组胺类药物如西替利嗪、氯雷他丁、咪唑斯汀等止痒。

（3）对皮损广泛、一般治疗无效的离心性环状红斑，可短期应用复方甘草酸苷、糖皮质激素等控制症状。

慢性迁移性红斑可注射青霉素成人100万单位，肌肉注射，每天1次，共10次。小儿剂量按每天每公斤体重5~20万单位，分2~4次给予。成人也可服用四环素类药物多西环素或红霉素治疗。风湿性边缘性红斑用非甾体类消炎药阿司匹林，也可注射青霉素治疗。

（4）亦可试用氨苯砜、羟基氯喹等。这些特殊疗法必须在专科医师指导下采用。

（余碧娥、王侠生）

毒性红斑

什么叫毒性红斑？

毒性红斑也称中毒疹，通常是指一些原因尚不太清楚突然发生的全身性或局限性红斑性皮疹，是一组皮肤微血管反应性皮肤病。

毒性红斑发病较急，大部分患者的皮疹分布广泛，主要分布于胸部、上臂、股部和面部，表现为猩红热样或麻疹样红斑，压之退色，黏膜也可发疹。常伴有瘙痒、刺痛或灼热感。少数严重者可有低热、头痛和关节痛等全身症状。也有的皮损仅对称局限在四肢近关节处，表现为大小不等的红斑。一般历时1周左右即可痊愈。

毒性红斑是怎样引起的？

毒性红斑的病因还不太清楚，可能与食物、药物有关，也可能与细菌或病毒性感染以及某些疾病有关。患者有时在食用贝壳类、鱼类（如马鲛鱼、鲭鳟鱼等，现已证实这些鱼类的鱼肉中有含量较高的组胺类物质）、水果（如草莓、酒浸杨梅）等食物后发生毒性红斑；有时因食物中毒，除发生胃肠道反应外也可伴发毒性红斑；有时在血清制品注射后或在某些细菌、病毒或系统性疾病，如急性咽炎、扁桃体炎、伤寒、脑膜炎、布氏杆菌病、风湿热、传染性单核细胞增生症、疟疾、肺炎等的过程中也可能发生毒性红斑。

毒性红斑该如何防治？

毒性红斑的治疗首先需找到可疑病因，如怀题因某种食物引起，避免再食用引起本病的食物等。积极治疗某些感染性及系统性疾病。多饮水，加强排泄。酌情适当卧床休息。可内服抗组胺类药物和维生素C等，并给予其他对症疗法。

（余碧娥、王侠生）

酒性红斑

什么叫酒性红斑？

有些人饮酒或食入含酒精的食物或饮料后，会引起全身性皮肤发疹，出现红斑，这称为酒性红斑，民间常称之为"酒疹"。酒性红斑是机体对酒产生的过敏反应所致，这种过敏反应引起皮肤和黏膜的微血管扩张充血而产生了红斑性反应。

皮疹多在食入或饮用含酒精的食物或饮料后数小时出现，表现为在面颊、唇、颈、上胸、股内侧及龟头处的红斑，有的在全身皮肤出现猩红热样或麻疹样红斑，伴瘙痒和灼热感。可同时伴发眼结膜充血、咽颊黏膜潮红充血及过敏性鼻炎症状，一般于数小时或经1~2天后逐渐消退，可有轻度脱屑，不留其他痕迹。

酒性红斑需与饮酒过度或酒精中毒相区别。饮酒过度或酒精中毒常表现为恶心、呕吐、心动过速、胡言躁动、嗜睡，甚至昏迷等症状。

酒性红斑是怎样引起的？

酒性红斑是因食入含酒精的食物或饮料后引起的全身性皮疹。然而，酒中的乙醇成分通常不会致敏，推测其致敏物质可能为酒中某些化学成分包括某些添加剂、着色剂、香精等有关，也可能是对啤酒中的大麦或酒中所含的酒曲类物质的酵母菌过敏有关，或者可能是乙醇在体内经乙醛代谢为乙酸，由乙酸引起变态反应所致。据国内报道，患者多数是在饮用化学成分较复杂的汽酒、葡萄酒或啤酒后发病，而真正饮白酒致病者却极少。

酒性红斑该如何防治？

酒性红斑的治疗可多饮水以促进排泄，口服抗组胺类药物和大剂量维生素C等。外涂安抚止痒剂如1%樟脑（或薄荷）炉甘石洗剂或乳膏等。

对含有酒类的饮料及酒品有不耐受反应者，在日常生活中应尽量自我节制，不饮或少饮，以免发生这类反应。

（余碧娥、王侠生）